GUÉRISON

DE LA

PHTHISIE PULMONAIRE

ET DE LA

BRONCHITE CHRONIQUE

A L'AIDE D'UN TRAITEMENT NOUVEAU

PAR

Le Dr JULES BOYER

Ex-interne des hôpitaux, ex-prosecteur d'anatomie
Ex-chef des travaux anatomiques
Ex-chargé du cours de physiologie à l'Ecole de médecine de Clermont
Membre correspondant de la Société de médecine et de chirurgie pratiques de Montpellier
Chevalier et commandeur de plusieurs ordres.

> « Un rhume negligé est une phthisie com-
> mencée. »   (STOOL.)

> «Décréter l'incurabilité de certaines maladies,
> c'est sanctionner par une loi la négligence et
> l'incurie. »   (BACON.)

QUATORZIÈME ÉDITION

SUIVIE D'OBSERVATIONS

PARIS

V. ADRIEN DELAHAYE ET Cie, LIBRAIRES-ÉDITEURS

23, PLACE DE L'ÉCOLE-DE-MÉDECINE

1879

GUÉRISON

DE LA

PHTHISIE PULMONAIRE

ET DE LA

BRONCHITE CHRONIQUE

PARIS. — IMPRIMERIE ÉMILE MARTINET, RUE MIGNON, 2.

GUÉRISON

DE LA

PHTHISIE PULMONAIRE

ET DE LA

BRONCHITE CHRONIQUE

A L'AIDE D'UN TRAITEMENT NOUVEAU

PAR

Le Dr Jules BOYER

Ex-interne des hôpitaux, ex-prosecteur d'anatomie
Ex-chef des travaux anatomiques
Ex-chargé du cours de physiologie à l'École de médecine de Clermont
Membre correspondant de la Société de médecine et de chirurgie pratiques de Montpellier
Chevalier et commandeur de plusieurs ordres.

> « Un rhume négligé est une phthisie com-
> mencée. »   (STOLL.)

> « Décréter l'incurabilité de certaines maladies,
> c'est sanctionner par une loi la négligence et
> l'incurie. »   (BACON.)

QUATORZIÈME ÉDITION

SUIVIE D'OBSERVATIONS

PARIS

V. ADRIEN DELAHAYE ET Cie, LIBRAIRES-ÉDITEURS

23, PLACE DE L'ÉCOLE-DE-MÉDECINE

1879

PRÉFACE

La médecine fait peu de progrès aujourd'hui, parce qu'on craint de paraître ridicule ou prétentieux en reprenant l'étude de maladies décrites avec soin par des hommes d'un grand talent. On oublie trop que ces auteurs se sont attachés spécialement aux idées dogmatiques, et qu'ils ont fait peu d'efforts pour obtenir la guérison d'entités morbides qu'ils regardaient d'avance comme incurables. C'est ce prétexte tyrannique qui arrête encore, de nos jours, la masse des médecins; ils trouvent qu'il est plus commode de s'abriter derrière des opinions toutes faites, et d'envelopper leur indifférence dans le vieux manteau des traditions, que de se mettre en opposition avec les princes de la science.

Ils croient se donner un brevet de capacité en niant une découverte médicale qu'ils n'ont pas expérimentée, et ils sont heureux de se renfermer dans le cercle restreint de formules apprises par cœur.

Après Laennec et Louis, on me trouvera donc bien osé de parler de la *phthisie pulmonaire*, et de lutter contre le préjugé, mais je n'hésite pas à prendre la responsabilité de ma conviction.

Mon traitement des tubercules et de la bronchite chronique est rationnel ; ce qui m'encourage à le publier, ce sont les résultats obtenus.

Dans les cas désespérés, on a tort de subir les influences systématiques ; l'intelligence devrait toujours passer avant la mémoire, et je crois qu'il est honnête de repousser la thérapeutique consacrée lorsqu'on a la certitude qu'elle doit être impuissante.

Si les praticiens pouvaient abandonner quelquefois la routine, qu'ils décorent du nom de *saine pratique*, s'ils cessaient d'accepter les idées du maître comme dernière limite du possible et du vrai, avant peu de temps nous n'aurions plus d'affections dites *incurables*.

Cette préface a été écrite, il y a quatorze ans, lorsque parut la première édition de ma brochure.

Au début, je fus violemment attaqué! je faisais table rase de toutes les idées émises jusqu'alors; bien plus, j'osais proscrire l'huile de foie de morue, la teinture d'iode, les préparations arsenicales, tous ces trompe-l'œil si chers aux routiniers, mais si répugnants aux malades et ne guérissant jamais.

Ces attaques me laissèrent indifférent et je n'y répondis pas, me souvenant de ce vieil adage: *que cela seul a de la valeur qui se discute.*

Cependant deux des plus illustres professeurs de la Faculté jugèrent qu'il y avait là quelque chose! Leurs essais furent heureux; d'autre part, des confrères intelligents obtinrent des succès; alors la réaction s'opéra, et de toutes les pharmacies surgirent des préparations de phosphate de chaux; on alla même jusqu'à associer les lactates aux phosphates, ne voulant pas se souvenir sans doute que cette idée, émise par moi pour la première fois, avait été abandonnée dans les éditions successives

de ma brochure ; il est vrai d'ajouter que l'on se
garda bien de parler de mes travaux.

Je n'ai nullement l'intention de discuter ces imi-
tations, qui n'ont aucun rapport avec mon traitement, basé sur des idées rationnelles, offrant des
préparations définies et présenté dans des conditions toutes particulières. Après avoir subi sans mot
dire pendant dix ans une opposition systématique,
et je dirai même jalouse, je ne crois pas me montrer
trop exigeant, en ne demandant à mes adversaires
qu'un peu de bonne foi, et le désir sérieux de guérir la phthisie pulmonaire.

Je remercie cordialement les médecins français
et étrangers qui ont fait un accueil bienveillant à
cette brochure et à mon traitement de la phthisie
pulmonaire.

Leurs lettres de félicitations, les articles élo-
gieux qui ont paru dans les revues médicales et
scientifiques, me dédommagent de l'*invidia medica*,
ce fléau de l'humanité, et me prouvent qu'une
pensée généreuse trouve toujours de hauts protec-
teurs.

Dᴿ J. B.

GUÉRISON

DE LA

PHTHISIE PULMONAIRE

La phthisie pulmonaire est une maladie caractérisée par la présence de tubercules dans le poumon.

Le ramollissement des tubercules détermine les cavernes et la mort.

L'induration des tubercules et la cicatrisation des cavernes constituent la guérison de la phthisie.

Ces données étant admises, — parce qu'elles sont vraies et irréfutables, — on comprendra facilement que le seul moyen d'enrayer, et même de guérir la phthisie pulmonaire, n'est pas, comme on le fait depuis trop longtemps, de solliciter la fonte de la matière tuberculeuse dans le but d'obtenir la cicatrisation des excavations pulmonaires, mais bien de la prévenir ou de l'arrêter, de la modifier de telle sorte qu'elle devienne à l'abri de toute désorganisation.

Après avoir médité mûrement cette proposition, j'ai fait des études théoriques et des recherches cliniques qui me permettent d'affirmer qu'on peut solidifier les tubercules, faciliter la cicatrisation des cavernes et, par conséquent, obtenir la curation de la phthisie pulmonaire.

Les travaux sur la phthisie sont très-nombreux; mais, il faut en convenir, beaucoup de faits importants sont présentés sans interprétation à l'appui, et si l'on cherche une théorie et une thérapeutique rationnelles, on reconnaît que ces deux inductions n'existent nulle part. — Serai-je plus heureux que mes devanciers? L'avenir se chargera de répondre; pour le présent, je prends la liberté d'exposer mes idées. Elles n'ont pour parrain que ma conviction et les succès obtenus au lit des malades.

ÉTUDE DU TUBERCULE

INDURATION DES TUBERCULES. — Tous les auteurs admettent la transformation spontanée de la matière tuberculeuse en substance crétacée, calcaire et, dans quelques cas, rares il est vrai, en véritable *tissu osseux*. Ces masses crétacées, qu'on rencontre dans les poumons, sont connues depuis longtemps : on en trouve des exemples dans Galien et dans Paul d'Égine ; Bonnet et Schneck en ont cité un grand nombre ; mais c'est dans ces derniers temps que ces productions morbides ont été étudiées avec le plus grand soin. Bayle, Laennec, MM. Andral, Ernest Beudet et surtout Rogée, se sont occupés spécialement de cette question. Sur 100 cadavres de vieilles femmes autopsiées sans aucun choix par Rogée (1) à l'hospice de la Salpêtrière, ce regrettable observateur en a trouvé 51 chez lesquels cette transformation avait eu lieu. Ces 51 femmes avaient été phthisiques; et chez toutes, la maladie s'étant terminée heureusement par l'induration des tubercules pulmonaires, leur mort résultait de la vieillesse ou d'affection n'ayant aucun rapport avec la phthisie.

Rogée établit d'abord que la concrétion calcaire et la concrétion crétacée ne sont qu'une seule et même altération, mais à des degrés divers de solidification. Elles coexistent fréquemment dans un même poumon, et il n'est pas rare de trouver, dans ces cas, des indurations crétacées qui contiennent dans leur centre des fragments irréguliers et plus ou moins volumineux de matière calcaire, laquelle est beaucoup plus dure que la matière crétacée. D'autre part, on observe quelquefois, au milieu d'un tubercule bien caractérisé, soit un point crétacé seul, soit une petite masse calcaire au centre, et crétacée autour de ce point central. Ces deux exemples, et surtout le dernier, font voir le passage de l'un à l'autre de ces trois états : *tubercule, concrétion crétacée, concrétion calcaire.*

(1) *Arch. génér. de méd.*, 3° sér., t. V, juin 1839.

Pour Laennec, Louis, et pour tous ceux qui ont étudié cette question, les concrétions représentent une affection tuberculeuse *guérie*, et sont le produit d'un effort de la nature, qui, cherchant à cicatriser les excavations pulmonaires, a déposé avec trop d'exubérance le phosphate de chaux nécessaire à la transformation des cartilages accidentels, dont les fistules et les cicatrices pulmonaires sont le plus souvent formées.

M. Natalis Guillot nous a appris qu'à Bicêtre, les quatre cinquièmes au moins des vieillards dont il examinait les poumons après la mort, offraient des traces incontestables d'une affection tuberculeuse très-ancienne ; enfin, sur 160 femmes ouvertes par M. Beau à la Salpêtrière, 157 présentaient des cicatrices de cavernes au sommet de l'un ou de l'autre poumon.

La guérison de la phthisie peut donc s'effectuer à toutes les périodes. M'appuyant sur ces faits authentiques, il m'a semblé plus logique d'imiter la nature ou de lui venir en aide que de répéter sentencieusement : « Les phthisiques sont incurables ». J'ai cherché à favoriser et même à provoquer l'induration de la matière tuberculeuse et la cicatrisation des cavernes. Je crois avoir résolu le problème que je m'étais posé ; pour cela j'ai étudié le tubercule sous toutes ses faces. J'ai cherché à connaître son anatomie pathologique, sa texture microscopique, sa composition

chimique, sa nature, son siége, son étiologie, et enfin
les moyens propres à le solidifier, pour le rendre
inerte et complétement inoffensif. Ce travail est un
résumé succinct de mes recherches.

ANATOMIE PATHOLOGIQUE DES TUBERCULES. — D'après
les auteurs modernes, le tubercule, dans son premier
degré, se présente sous forme de petits corps grisâtres
demi-transparents, presque diaphanes et d'une consistance assez grande. Ils sont plus ou moins ronds,
homogènes et d'une grosseur qui varie depuis
celle d'un grain de millet jusqu'à celle d'une
graine de chènevis. Ces tubercules naissants sont
désignés sous les noms de *tubercules miliaires*
par Laennec, et de *granulations grises* par M. Louis.
Parfois leur volume est tellement ténu, que les granulations sont presque microscopiques. Lorsque les
granulations ont acquis un certain volume, comme
celui d'un noyau de cerise et même d'une amande,
ces corps, en se réunissant à d'autres tubercules voisins, forment avec ces derniers des masses plus ou
moins volumineuses, homogènes, blanchâtres ou jau-
nâtres, d'un aspect mat, friable, se laissant écraser
sous le doigt, comme du fromage : cet état caracté-
rise le *tubercule cru.*

Au lieu d'être sous forme de granulation, la matière
grise dont nous venons de parler existe quelquefois

en masses irrégulières, au milieu desquelles se montrent des points miliaires ou tout à fait tuberculeux : c'est l'*infiltration tuberculeuse grise* de Laennec, dont nous rapprocherons l'infiltration dite *gélatiniforme ;* dans tous les cas, ces infiltrations se concrètent et passent à l'état de *matière jaune crue*. Le fait constant, c'est que la matière grise demi-transparente précède·toujours la formation de la substance tuberculeuse jaune et opaque, et qu'elle en est le premier degré. Ce point d'anatomie pathologique a été établi d'une manière péremptoire par les recherches microscopiques des docteurs Schrœder Van der Kolk (1), Carswell (2) et Guillot (3).

TEXTURE MICROSCOPIQUE DU TUBERCULE. — Si l'on soumet au microscope le tubercule tout à fait commençant, dit M. Rochoux (4), on le voit présenter la forme d'une production arrondie, globuleuse, mal circonscrite, ayant de 15 à 20 millimètres de diamètre, noyée en quelque sorte au milieu du tissu pulmonaire, *constamment sain*, qui l'entoure. A cet état, on ne peut l'en isoler, l'en extraire, sans enlever, en les rompant, de nouveaux filaments, débris de tissu pul-

(1) *Observ. anat. path. et pract. argum.* Amsterdam, 1826.
(2) *Cyclopæd. pract. med.* London.
(3) *L'Expérience,* 1838, n° 35.
(4) *Arch. génér. de méd.,* décembre 1843,

monaire, de vaisseaux et de nerfs, qui forment autour
d'elle une sorte de *tomentum*, de duvet. Sa couleur,
qui, plus tard, deviendra d'un blanc mat grisâtre, est
alors celle de la *gélatine*, ayant une teinte ou un
reflet rosé; d'autant plus prononcé que le tubercule
est plus petit. Si, après l'avoir coupé en deux, on se
contente d'examiner la surface de la section avec un
grossissement de 40 à 50 diamètres, le tissu morbide
paraît homogène comme de la gelée ou de la gomme
près de se durcir. Mais sous un grossissement de 500
à 600 diamètres, il offre un tout autre aspect : on
reconnaît alors qu'il est formé par l'entre-croisement
de filaments presque aussi fins que ceux du tissu
cellulaire, et ne contenant aucun liquide apparent
dans leurs interstices : leur mode de texture est assez
régulier et rappelle, à un certain point, celui du
cristallin. La coupe de la tumeur offre une couleur
orange très-pâle, ayant un reflet comme métallique.

M. Lebert (1) a fait des observations sur le tubercule jaune et friable, et de ses recherches microscopiques il a tiré les conclusions suivantes : il existe
des différences tranchées entre les corpuscules du tubercule et ceux du pus. Ces derniers sont plus grands,
régulièrement sphériques, contenant de un à trois
noyaux et offrant une surface grenue, comme fram-

(1) *L'Expérience,* mars 1844.

boisée ; ils sont ordinairement libres et isolés, tandis que ceux du tubercule, surtout à l'état cru, sont étroitement unis ensemble. Les globules du cancer sont de deux à quatre fois plus grands et renferment un noyau dans lequel on trouve souvent de un à trois nucléoles.

COMPOSITION CHIMIQUE DES TUBERCULES. — Sur 6 grammes de tubercule commençant, M. Hecht, de Strasbourg (1), a trouvé les résultats suivants :

	grammes.
Albumine..............	1,4
Gélatine..............	1,2
Fibrine...............	1,8
Eau ou perte..........	1,6

L'analyse du tubercule à l'état cru, faite par Thenard, est le plus généralement adoptée. Voici cette analyse :

Matière animale (gélatine).............	98,00
Phosphate de chaux..................	
Carbonate de chaux..................	1,85
Hydrochlorate de soude..............	0,15

Frappé de l'analogie qui existe entre la composition des tubercules et celle des os, j'ai cherché le

(1) Dans Lobstein, *Traité d'anat. pathol.*, t. I.

rapport qui pouvait exister entre ces productions morbides et des organes normalement constitués.

Les os, avant leur passage à l'état cartilagineux, renferment les mêmes éléments que les tubercules à l'état naissant. Ils sont composés, comme ces derniers, d'albumine, de gélatine et de fibrine ; plus tard, lorsqu'ils sont durs, ils contiennent les mêmes principes que les tubercules à l'état cru.

Voici l'analyse des os donnée par Berzelius, modifiée d'après celles de Fourcroy, Vauquelin et Hildebrandt :

```
Matière animale (gélatine)............  32,17
Matière animale insoluble.............   1,13
Phosphate de chaux.................   51,40
Carbonate de chaux...............   11,30
Hydrochlorate de soude............   1,29
```

Les os et les tubercules ont donc la même composition ; seulement, dans les os, la partie organisée est moins abondante que la partie inorganique, tandis que dans les tubercules, la matière animale l'emporte sur la portion salino-calcaire ; dans les tubercules et dans les os, les molécules gélatineuses ont, avec le temps, de la tendance à céder la place aux molécules calcaires, et l'on sait que dans les tubercules arrivés à l'état de crétation, la matière animale est à la substance dure comme 4 est à 96.

Les tubercules passent par trois états différents; les os se comportent absolument de la même manière. Trois phrases successives caractérisent l'ostéogénie; les os sont d'abord mous et gélatiniformes; leur consistance augmente graduellement, ils deviennent cartilagineux, et ce dernier état précède l'ossification proprement dite. Au début, les tubercules sont gélatineux, puis ils passent à l'état cru; enfin ils ont de la tendance à revêtir la forme dure, calcaire.

Dans les tubercules, le dépôt de matière dure a lieu du centre à la circonférence; dans les os courts, l'ossification procède également du milieu à la périphérie (Bichat, Cruveilhier).

La carie est aux os ce que le ramollissement est aux tubercules. Dans les tubercules, le ramollissement commence par le centre; dans les os courts, la carie débute aussi par le centre.

Ce parallèle entre les tubercules et les os pourrait faire croire, à la première inspection, que le tubercule n'est qu'une molécule osseuse accidentelle déviée de sa véritable destination, et que le blastème sous-périostal est représenté dans les tubercules par la membrane nourricière; mais une étude plus approfondie fait voir que ces rapports découlent d'une loi générale que je vais exposer.

Le sang charrie tous les éléments chimiques de

l'organisme ; à toutes les époques de la vie, il contient de la *gélatine* et du *phosphate de chaux* dans des proportions définies.

Dans l'état de santé, ces deux substances sont en équilibre ; dans l'état de maladie, cet équilibre est rompu.

Si la gélatine prédomine, nous avons à craindre, soit une maladie des os (carie, ostéomalacie), soit la scrofule avec ramollissement du système osseux, soit surtout la phthisie pulmonaire.

Lorsque les sels calcaires surabondent, ils engendrent une foule d'affections peu connues, telles que la goutte (1), la gravelle, les calculs, l'ossification des artères, des valvules du cœur, des bronches, des glandes pinéale, thyroïde, mésentérique ; de l'ovaire, de la rate, etc.

L'albuminurie, le diabète sucré, et peut-être toutes les maladies, n'ont d'autre cause que l'élimination par les urines d'une substance qui se trouvait en équilibre avec une autre, et pour laquelle elle avait beaucoup d'affinité dans l'état physiologique.

En parlant des causes de la phthisie, nous verrons qu'on peut les rattacher toutes au même phénomène, c'est-à-dire à l'insuffisance des sels calcaires dans le torrent de la circulation. Dans la bronchite chronique

---

(1) Ce qui confirme cette nouvelle théorie, c'est qu'on n'a jamais rencontré la goutte et la phthisie chez la même personne.

et dans la pneumonie, nous savons que l'élimination des sels terreux s'effectue par la sécrétion urinaire. Chez les phthisiques, l'urine contient du phosphate de chaux en quantité beaucoup plus considérable que dans l'état physiologique. La gélatine, qui alors se trouve libre en quelque sorte, est rejetée au dehors par les bronches, et constitue les crachats gélatiniformes qu'on remarque dans ces affections. Si, au lieu de passer du sang dans les ramifications bronchiques, la gélatine est déposée dans le parenchyme pulmonaire, il en résulte soit des granulations grises, soit de vastes *infiltrations gélatiniformes* qui constituent le premier acte de la phthisie (1).

NATURE DU TUBERCULE. — La lecture des auteurs nous laisse dans le doute le plus complet sur la nature du tubercule. Les idées théoriques qu'ils émettent peuvent être ingénieuses, mais elles sont toutes facilement réfutables. Pour Fourcroy et Baumès, le tubercule est dû à une trop grande abondance d'oxygène ; pour A. Cooper et Richerand, il est déterminé par une débilité ou une atonie de la constitution, des vaisseaux et des ganglions lymphatiques. C'est ne rien nous apprendre sur la nature même de l'affec-

(1) D'après les analyses de MM. Becquerel et Rodier, le sang à l'état physiologique renferme 0,354 de phosphates, tandis que dans la phthisie pulmonaire il n'en contient que 0,302.

tion. M. Andral pense que le tubercule est formé par
une gouttelette de pus, ou du moins par un liquide
qui en a l'apparence ; cette gouttelette, d'abord sans
consistance, acquiert ensuite une fermeté plus grande
et finit par présenter l'aspect du tubercule. Les expériences de M. Cruveilhier et de Lallemand, pour dé-
montrer que le tubercule est du pus concret, ne sont
pas plus concluantes que celles de M. Andral, car le
mode d'évolution et le microscope nous donnent une
différence radicale entre les globules purulents et les
corpuscules tuberculeux. L'opinion de Broussais, qui
pensait que les tubercules résultent d'une maladie
des vaisseaux blancs, n'est pas soutenable : car, ainsi
que le fait très-bien remarquer M. Papavoine, « on a
injecté les vaisseaux lymphatiques d'un ganglion tuberculeux comme s'il ne l'eût pas été, et cette expérience
paraît démonstrative. »

D'après M. Dalmazzone (1), le tubercule miliaire
décrit par Laennec n'est que le second degré du
tubercule ; le premier est constitué par un petit cor-
puscule rouge ou d'un rouge jaunâtre ayant au plus
le volume d'un grain de millet, et tenant au tissu
environnant par des *filaments vasculaires*. M. Ch. Baron (2) a fait des observations analogues : il a vu des
petits points rouges, d'abord paraissant dus à une

(1) *Bulletin des sciences méd.*, août 1829.
(2) *Arch. génér. de méd.*, t. VI, 1836.

infiltration sanguine, qui étaient envahis ensuite par la granulation gélatiniforme, et il en a conclu que la matière tuberculeuse n'est que *du sang sorti des vaisseaux capillaires*, et subissant plus tard diverses transformations.

Comme on le voit par ce court exposé, on a beaucoup discuté sur la nature des tubercules. Est-ce un produit sécrété par les tissus à la manière des corps étrangers? est-ce un produit accidentel, organisé et ayant une vie propre?

Pour moi, le tubercule est un produit accidentel, formé par l'exhalation vasculo-capillaire d'un plasma, contenant des molécules gélatineuses en excès qui ont, comme dans les autres parties de l'économie, une tendance marquée à s'imprégner de sels phosphatiques.

Le tubercule se développe par épigénèse, et de toutes pièces, au milieu de tissus refoulés, mais non détruits.

Toute compression violente, ou souvent répétée, des capillaires du poumon, peut faire passer dans le parenchyme de cet organe des molécules de gélatine, si cet élément est en excès dans le sang. Les contusions de la poitrine, une toux opiniâtre, des émotions vives et prolongées, l'arrêt brusque du flux cataménial; en un mot, tout ce qui détermine la congestion des vaisseaux pulmonaires, peut occasionner le dé-

pôt de granulations gélatiniformes dans le viscère
aérien.

La plupart des anatomo-pathologistes nient l'existence de vaisseaux sanguins dans les tubercules. Pour
ma part, je n'en ai jamais rencontré dans les nombreuses injections que j'ai faites ; mais cette absence
de vascularité ne détruit pas un fait reconnu par tous
les médecins : je veux parler du développement des
tubercules (1). Cette évolution, qui a ses phases
marquées, et dont l'état crétacé n'est, comme le dit
M. Louis, qu'une dernière modification de son développement ; cette évolution, dis-je, ne peut se faire
qu'au détriment du sang, qui fournit successivement
des couches de matière tuberculeuse à la granulation
primitive. A cet effet, des vaisseaux nouveaux vien-
nent former autour des tubercules, et dans les fausses
membranes qui tapissent les cavernes, un réseau ar-
tériel extrêmement riche, qui appartient en propre à
la production nouvelle ; ils sont créés pour sa nutrition, et destinés, d'après M. Louis, à favoriser son
développement. Cette opinion avait été mise en avant
par M. Baron, lorsque M. Natalis Guillot, en injec-
tant ces vaissseaux, est venu renforcer cette asser-

(1) Le cristallin n'a pas de vaisseaux propres, et cependant il vit
et peut passer à l'état crétacé, comme on l'observe dans certaines
cataractes ; le tubercule peut donc s'indurer sans être pourvu de
vaisseaux sanguins.

tion, qui a été pleinement démontrée par Valleix (1). L'existence de ces vaisseaux nourriciers explique donc la possibilité d'agir sur les tubercules en leur fournissant les éléments nécessaires à leur induration.

SIÉGE DES TUBERCULES. — Les tubercules sont d'autant plus nombreux et plus avancés dans leur développement qu'on se rapproche davantage du sommet du poumon. Les cavernes les plus vastes et les plus anciennes se rencontrent toujours dans le lobe supérieur. M. Louis observe avec raison que les grandes cavernes sont généralement plus voisines du bord postérieur du poumon que du bord antérieur. Lorsqu'un seul poumon est atteint, c'est plus souvent le gauche que le droit.

Tous les auteurs admettent les faits que je viens d'énoncer, mais là se bornent leurs recherches, et jusqu'ici personne n'a rendu compte des causes de cette disposition. Je vais essayer d'expliquer la présence des tubercules au sommet et à la partie postérieure de l'organe respiratoire, leur fréquence plus grande à gauche qu'à droite, et, lorsque les deux poumons sont atteints, dire pourquoi le droit l'est plus que le gauche.

Dans l'acte de l'inspiration, l'entrée de l'air dans

(1) *Archiv. génér. de méd.*, 3ᵉ série. février. mars 1841.
BOYER.   2

les bronches est déterminée par l'*agrandissement* de
la poitrine ; cet agrandissement est dû au jeu des
pièces osseuses mobiles de la cage thoracique ; ces
pièces mobiles sont les côtes et le sternum. La colonne vertébrale, qui est immobile, sert de point
d'appui aux leviers osseux, et ne participe pas d'une
manière directe à l'agrandissement de la poitrine.
Lorsque l'air pénètre dans les poumons, les côtes, qui
étaient obliquement dirigées d'arrière en avant et de
haut en bas, éprouvent un mouvement d'élévation.
Le centre du mouvement étant à l'articulation costo-
vertébrale, le mouvement d'élévation est très-peu
étendu en arrière, et il devient d'autant plus grand
qu'on s'approche plus près de leurs extrémités anté-
rieures. Il est aisé de se convaincre que le mouvement
d'élévation des côtes entraîne une augmentation dans
le diamètre antéro-postérieur de la poitrine, c'est-à-
dire que la distance qui sépare la colonne vertébrale
du sternum est augmentée quand les côtes sont sou-
levées. Le diamètre transversal se trouve agrandi par
le mouvement de rotation des côtes autour d'une corde
fictive, qui réunirait l'extrémité vertébrale et sternale
de ces arcs osseux. Le sternum, auquel les côtes sont
fixées en avant, est élevé en même temps que ces
dernières, et, de plus, il est projeté en avant. Mais ce
mouvement de projection n'est pas le même pour tous
les points du sternum. La partie inférieure de cet os

est portée plus en avant que la partie supérieure. Ainsi donc, l'agrandissement de la poitrine est plus sensible à la base qu'au sommet, où il est presque nul. Qu'en résulte-t-il? C'est que le sommet du poumon est comme emprisonné dans une calotte osseuse, que son expansion est bien moins grande qu'à sa partie moyenne et surtout inférieure, et qu'il est, par conséquent, plus facilement hypérémié que ces autres parties.

Cette disposition anatomique explique très-bien le développement des tubercules au sommet du poumon, plutôt qu'à ses régions moyennes et inférieures.

Comme la colonne vertébrale est complétement immobile au sommet du poumon, et que plus on se rapproche de la partie postérieure des premières côtes, moins on constate de mouvement, il s'ensuit que le bord postérieur du poumon se dilatant encore moins que le bord antérieur, les tubercules doivent être plus fréquents en arrière qu'en avant. Si le poumon gauche est pris plus souvent que le poumon droit, je crois qu'il faut attribuer cette disposition morbide à la présence du cœur, qui vient encore ajouter une nouvelle cause d'hémostase à celle que nous venons de signaler.

Enfin, lorsque les deux poumons sont tuberculeux, le droit l'est plus que le gauche, parce que le malade ne pouvant pas rester couché sur le côté du cœur,

mais bien sur le côté opposé, il en résulte que cette
partie de la poitrine est comprimée et que l'expansion
du poumon droit est très-incomplète.

RAMOLLISSEMENT DES TUBERCULES. — Après un
temps indéterminé, si les tubercules ne peuvent pas
passer à l'état crétacé, ils se ramollissent et sont rejetés au dehors par les bronches. La place qu'ils occu-
paient dans le poumon constitue l'excavation connue
sous le nom de *caverne*. Les auteurs ont beaucoup
étudié le phénomène du ramollissement. Pour les
uns, William Starck, Baillie, Schrœder Van der Kolk,
Carswell, Laennec, etc., le ramollissement a lieu du
centre des tubercules à la circonférence ; pour les
autres, MM. Lombard (de Genève) et Andral, il s'o-
père de la surface au centre.

La cause de ce ramollissement a été interprétée de
différentes manières par Broussais, MM. Lombard,
Carswell, C. Baron. Les explications données par ces
médecins ont toutes été réfutées.

Je pense que le tubercule, qui a une tendance marquée à revêtir la forme calcaire, doit arriver à la
décomposition, et par conséquent au ramollissement,
lorsqu'il ne reçoit pas les molécules propres à opérer
cette transformation. De même que les os courts,
avons-nous dit, le tubercule commence son mouvement de création par le centre ; il n'est donc pas éton-

nant de voir le ramollissement, c'est-à-dire la décomposition, débuter par le centre, puisque le dépôt phosphatique qui devait se faire en ce point ne peut pas s'effectuer. On peut apprécier déjà la nécessité de fournir à l'économie les matériaux propres à l'accomplissement de ce travail réparateur, et l'utilité de venir en aide à la nature, qui, de son côté, fait tous ses efforts pour atteindre ce but.

Quant aux cavernes, je signalerai en passant la disposition de la membrane nourricière des tubercules et des vaisseaux sanguins qui l'entourent ; les cavernes présentent presque toujours des parois fermes ; elles sont tapissées par une membrane molle et friable dans les excavations récentes ; dense, grisâtre, et presque semi-cartilagineuse, dans celles qui sont anciennes ; elle a un demi-millimètre d'épaisseur, tantôt plus, tantôt moins, et elle est ordinairement recouverte d'une autre membrane fort molle, jaunâtre ou blanchâtre, rarement continue à elle-même. Les vaisseaux de nouvelle formation se développent dans les anfractuosités, ainsi que dans toutes les éminences de ces cavités, jusque dans les houppes terminales de la membrane interne, et, d'après M. Grisolle (1), remplissent, en les colorant, les colonnes si souvent étendues de l'une à l'autre de leurs parois. Après

(1) *Traité de la phthisie.*

l'évacuation de la matière tuberculeuse, la membrane nourricière des tubercules persiste et devient sécrétante à la manière du périoste des os, et c'est alors que la cicatrisation des cavernes s'opère. Cet autre mode de guérison spontanée de la phthisie pulmonaire a été constaté par Laennec, Rogée, M. Andral, etc.

A la Société des sciences médicales de Lyon, dans la séance du 28 octobre 1868, M. H. Rodet présente une pièce anatomique (pétrification d'une caverne pulmonaire chez un sujet de vingt-quatre ans) et fournit les renseignements suivants :

« La pièce que j'ai l'honneur de mettre sous les yeux de la Société a été recueillie chez un jeune soldat de vingt-quatre ans, mort dernièrement d'une fièvre typhoïde, dans le service de M. le docteur Hatry, à l'hôpital des Collinettes.

Cette pièce est, je crois, un assez bel exemple de la guérison d'une caverne pulmonaire par la transformation calcaire. La caverne n'est pas très-étendue : elle mesure de 1 centim. 1/2 à 2 centim. de hauteur, sur 1 centim. de largeur. Elle siège sur le sommet du poumon gauche. Elle est tapissée intérieurement par une fausse membrane assez épaisse et contient dans sa cavité de la matière calcaire. Tout autour le tissu est dense, et à la surface du poumon, au niveau de la caverne, on constate un froncement étoilé du tissu pulmonaire, froncement assez profond et qui s'explique par le retrait graduel de la fausse membrane sur elle-même.

Cette caverne était unique dans les deux poumons, et ce fait confirme ce que les auteurs ont dit, à savoir : que lorsque les tubercules ne sont pas nombreux ou sont agglomérés sur un seul point, il arrive assez souvent de les voir passer à l'état de calcification ou de pétrification qui en amène la guérison.

Pendant le cours de sa fièvre typhoïde, ce malade accusait de la toux, de la gêne dans la respiration, mais ces phénomènes étaient dus à une congestion qui occupait les deux poumons, et comme il n'a jamais parlé de phénomènes antérieurs à sa maladie et qui se seraient passés du côté de la poitrine, il en résulte que l'on ne peut savoir à quelle époque cette caverne s'est formée et à quelle époque aussi elle a dû se cicatriser. »

Si j'ai tant insisté sur ces détails d'anatomie pathologique, si j'ai cherché à éclaircir quelques points obscurs de leur histoire, c'est pour présenter d'une façon intelligible et rationnelle la corrélation qui existe entre les faits théoriques et l'application de ma méthode curative.

II

CAUSES DE LA PHTHISIE

L'étiologie de la phthisie pulmonaire n'est pas encore parfaitement connue. Malgré les travaux sérieux de nos contemporains, les assertions émises sont plus nombreuses que les faits rigoureusement observés. Nous allons indiquer les causes principales qu'on a invoquées pour expliquer le développement des tubercules dans le poumon, et nous verrons qu'elles dérivent toutes d'un excès de gélatine, d'une diminution de phosphate de chaux dans le sang, et d'une hypérémie pulmonaire.

Hérédité. — De toutes les maladies, la phthisie est celle qui se transmet le plus souvent par la voie de la génération. Les enfants nés de parents phthisiques ne sont pas voués nécessairement à la maladie de leurs ascendants, mais le plus grand nombre est emporté tôt ou tard par la tuberculisation. Pour prévenir cette maladie chez les enfants issus de phthisiques, il est essentiel d'employer de bonne heure et pendant longtemps les moyens prophylactiques que j'indiquerai plus loin. Il faut les employer non-seulement dans le cas d'hérédité, mais encore dans tous les cas où le médecin pressent en quelque sorte dans l'avenir l'apparition de tubercules. M. A. Latour a dit : « *On est phthisique avant d'avoir des tubercules.* » Cette pensée est profonde et vraie, puisque l'hérédité est un vice dans les conditions hygiéniques, morales ou physiques ; telle maladie antérieure, tel tempérament congénital ou acquis, autant de causes prédisposantes par l'enchaînement naturel des termes de la série morbide : hyposthénie organique, lymphatisme, anémie, etc.

PRÉDISPOSITION. — La phthisie atteint les hommes robustes et vigoureux, mais elle est beaucoup plus commune chez les sujets d'une faible constitution et chez ceux qui offrent les attributs du tempérament lymphatique. Ces attributs sont les suivants : blancheur de la peau, élongation du corps, longueur du cou, aplatissement et dépression de la poitrine, saillie des omoplates en façon d'ailes, gracilité des membres et du tronc ; irritabilité du système sanguin, vitesse du pouls, rougeur circonscrite des pommettes (ce qui implique toujours une hémostase pulmonaire) ; chaleur au creux des mains après les repas, essoufflement à l'occasion de mouvements précipités.

RAPIDITÉ DE LA CROISSANCE. — On ne saurait imaginer combien un accroissement rapide dispose à la phthisie, surtout lorsque la poitrine ne s'élargit pas en proportion de l'élongation du corps. Tout le phosphate de chaux que l'économie reçoit est employé au développement des os ; la gélatine se trouve alors en excès dans le sang, et son dépôt peut avoir lieu facilement dans le poumon. Si, à cette époque, on fournit aux os les sels calcaires dont ils ont besoin, la gélatine reste en proportion convenable, et l'on arrive à prévenir son dépôt dans le parenchyme pulmonaire, c'est-à-dire la tuberculisation.

GENRE DE VIE. — C'est dans le genre de vie que l'axiome *tel air, tel sang*, trouve son application. Les travaux, quels qu'ils soient, qui s'accomplissent dans des lieux renfermés, disposent plus à la phthisie que que les occupations en plein air ; il en est de même de la vie luxueuse et déréglée des grandes villes. M. Coste est parvenu à produire à volonté la phthisie chez des chiens et d'autres animaux, en les faisant séjourner longtemps dans des lieux humides, froids et mal éclairés. Ce savant a produit le diabète chez tous les chiens qu'il nourrissait avec du sucre exclusivement. De même, on rend phthisiques tous les animaux auxquels on fait prendre de la gélatine pour toute nourriture : les malheureuses expériences de Darcet corroborent cette assertion et prouvent que ma théorie du tubercule n'est pas une utopie.

DISPOSITION AUX SCROFULES. — La phthisie et la scrofule sont deux maladies qui ont entre elles plusieurs points de ressemblance, aussi le docteur Gola (de Milan) pense-t-il que la phthisie n'est qu'une des modalités nombreuses par lesquelles s'exprime le vice scrofuleux. Dans la première enfance, lorsqu'il n'existe encore que des signes de la scrofule, des engorgements des ganglions lymphatiques, et qu'aucun symptôme n'est apparu du côté de la poitrine, il est déjà temps de prévoir la possibilité de la phthisie, et de lui opposer un traitement soutenu.

BRONCHITE NÉGLIGÉE. — Tous les médecins s'accordent à reconnaître aujourd'hui que la bronchite négligée est la cause la plus fréquente de la phthisie pulmonaire. Stoll n'a pas craint de dire qu'*un rhume négligé est une phthisie commencée*. Hufeland évalue au tiers des phthisiques le nombre de ceux dont la maladie a été occasionnée par une bronchite chronique.

Nous avons déjà dit comment la bronchite chronique pouvait déterminer la phthisie. Nous savons que dans cette maladie la désassimilation des sels terreux a lieu par les urines, tandis que la gélatine est éliminée par le poumon sous forme de crachats, et que les molécules gélatineuses qui, sous l'influence d'une hypérémie, passent des capillaires dans le parenchyme pulmonaire, constituent le tubercule à l'état naissant. La bronchite ne se termine pas toujours par la phthisie, mais la phthisie est toujours précédée de la bronchite.

ALLAITEMENT PROLONGÉ. — La phthisie survient souvent après l'allaitement trop prolongé. En effet, chaque tétée représente, d'après M. Natalis Guillot, de 80 à 200 grammes de lait ; le nourrisson absorbe donc de 1000 à 1500 grammes de ce liquide par jour. Le lait, d'après les analyses de M. Regnault, contenant, sur 10 000 parties, 3697 de sels minéraux dont 2232 de phosphates, c'est-à-dire les deux tiers, l'enfant retire, par conséquent, de sa nourrice, 3^{gr},50 de phosphate dans les vingt-quatre heures, ce qui constitue plus de 1 kilogramme au bout de l'année.

Le professeur Cazeaux pense que lorsqu'une nourrice est réglée pendant l'allaitement, le nourrisson
peut être affecté de rachitisme *à cause de l'élimination, par le sang menstruel, des phosphates calcaires
contenus dans le lait et destinés à compléter l'ossification.* Tout récemment encore, la même opinion a
été reproduite à la Société obstétricale de Londres ;
M. Tibury Fox, s'appuyant sur les analyses de
MM. Vernois et Becquerel, a cherché à établir que la
persistance de la fonction menstruelle pendant l'allaitement, en diminuant la proportion de sels du lait,
a presque toujours pour conséquence le développement du rachitisme (1). M. Dechambre a voulu combattre cette théorie dans la *Gazette hebdomadaire ;*
mais son argumentation perd toute sa valeur, puisqu'il reconnaît lui-même qu'il y a 25 *centigrammes
de sels dans* 100 *grammes de lait de femme.*

La phthisie s'observe chez les vaches bonnes lai-
tières : elles succombent presque toutes à la tuberculisation des poumons, parce que chez ces animaux on
prolonge la lactation pendant un an et plus, au lieu
de six ou sept mois.

Tout ce que je viens de dire sur l'allaitement prolongé prouve, d'une manière bien évidente, que l'insuffisance des sels calcaires dans l'économie peut

(1) Thèse du docteur Plantin.

déterminer la phthisie et le rachitisme avec ramollissement des os.

La phthisie succède quelquefois aux affections pyrétiques : les fièvres intermittentes prolongées, les fièvres typhoïdes, la rougeole et la variole, etc.

CONTAGION. — Autrefois, les médecins croyaient à la contagion de la phthisie. Morgagni qui, avait plus de science que de courage, n'osait pas ouvrir les cadavres des phthisiques. Aujourd'hui, les médecins français n'admettent pas la contagion ; en Italie et en Espagne on a une opinion opposée. Laennec et M. Andral conseillent, comme mesure de prudence, aux personnes qui vivent avec les phthisiques, de ne pas coucher dans la même chambre, surtout à une époque avancée de la maladie. M. Delamarre (1), qui cite quelques cas de contagion, conclut que dans les circonstances ordinaires la phthisie n'est pas contagieuse, mais qu'elle peut le devenir dans certaines conditions spéciales, et qu'il convient de ne pas multiplier les points de contact des sujets sains avec les phthisiques, tout en donnant à ces derniers les soins assidus que leur état réclame, et sans nuire au soulagement qu'ils ont le droit d'attendre de ceux qui les entourent.

Le fait initial et essentiellement pathogénique qui

(1) *Abeille médicale,* 24 janvier 1856.

domine les causes que nous venons de passer en revue, c'est toujours le défaut d'équilibre entre la proportion de la gélatine et des sels terreux qui sont en dissolution dans le sang. En fournissant au liquide nourricier les éléments nécessaires au développement des os, nous avons une presque certitude de prévenir la phthisie. D'autre part, si les granulations gélatineuses sont déjà déposées dans le parenchyme pulmonaire, on peut favoriser leur induration et les rendre complétement inertes à l'aide de mon traitement.

III

SYMPTOMES

———

Nous admettons deux périodes dans la phthisie :
la première comprend la formation et l'évolution des
tubercules ; la seconde, le ramollissement et la déli-
quescence de ces agents morbides. Les symptômes
sont fournis par les voies respiratoires, les voies digestives, la fièvre, l'état des ongles, le liséré gingival,
l'amaigrissement, la rougeur des pommettes, le *psoriasis*.

Nous allons les examiner.

Toux. — Dans la phthisie pulmonaire, la toux
est un des symptômes les plus importants. Quelques

malades toussent peu ; chez d'autres, après avoir existé
pendant quelque temps, la toux cesse complétement,
pour réapparaître dans la dernière période. Voici pour
l'exception, car, dans la majorité des cas, elle est
très-incommode, revient par quintes, détermine de
l'étouffement et des vomissements ; elle est surtout
pénible pendant la nuit, elle cause des insomnies
fatigantes ; d'une manière générale, on peut dire
que la toux est proportionnée à l'intensité de la maladie.

La sensation particulière qui provoque la toux est
reçue dans les poumons et surtout à la surface de la
membrane muqueuse qui tapisse le larynx et la trachée ; de là elle est transmise au cerveau. Le siége et
l'agent de transmission, c'est le nerf de la huitième
paire de Willis (glosso-pharyngien, pneumogastri-
que, spinal). On est autorisé à le croire lorsqu'on
voit qu'il est le seul nerf cérébral qui se distribue au
larynx et aux poumons, et que seul, par conséquent,
il peut transmettre au cerveau les sensations de ces
organes. La preuve devient irréfragable lorsqu'on sait
que la section de ces nerfs paralyse cette sensation
et que les animaux qui ont été soumis à cette vivisec-
tion ne toussent plus, quoiqu'on irrite leur larynx ou
leurs bronches avec des titillations ou des injections
de liquide ou de gaz irritants. La toux est donc une
sensation cérébrale.

BOYER.   3

Lorsque la cause a agi, et que la sensation en a été transmise au cerveau, cet organe, ainsi averti du malaise des poumons et du danger que la vie peut courir, réagit sur les muscles expirateurs au moyen des nerfs cérébraux; une contraction brusque est sollicitée, l'air accumulé dans les poumons entraîne, par un courant rapide, tout corps placé dans les tuyaux bronchiques.

Il est rare que la toux soit bornée à une seule secousse ; ordinairement il y en a plusieurs, et elles se succèdent jusqu'à ce qu'elles aient entraîné la substance qui la détermine, ou que la sensation morbide qui la provoque se soit amendée. Lorsque la toux se prolonge longtemps, surtout si elle se répète à des intervalles très-rapprochés, les muscles expirateurs tombent souvent dans un état de lassitude extrême, qui ne permet plus au malade de tousser quoiqu'il en ait encore besoin, et souvent alors ils occasionnent des points très-douloureux dans différentes parties du thorax et de l'abdomen.

En outre, l'air étant comprimé à chaque effort de toux, offre une résistance au tissu des poumons, qui se trouve ainsi placé entre deux forces, l'une active et l'autre passive. Cette compression agit aussi sur les vaisseaux renfermés dans le parenchyme pulmonaire ; le sang qu'ils contiennent est plus vite exprimé, l'abord du sang veineux est plus difficile, aussi le

voit-on refluer de proche en proche jusque dans les
capillaires de la face, ce qui occasionne cette conges·
tion et cette bouffissure sanguine des parties supé·
rieures. Enfin, lorsqu'une toux quinteuse et opiniâtre
empêche le renouvellement de l'air nécessaire à l'hé-
matose, on tousse jusqu'à extinction, c'est-à-dire
qu'on arrive à l'asphyxie et à la syncope. Tel est le
mécanisme de la toux proprement dite ; comme nous
venons de le voir, elle est un phénomène dépendant
de l'influence cérébrale, ce qui explique suffisamment
l'action sédative des opiacés.

Expectoration. — Au début de la phthisie, la toux
est ordinairement sèche ; il survient ensuite une expectoration muqueuse ; les malades croient être
affectés d'un simple rhume et ne se soignent nullement. Dans la seconde période, les crachats éprouvent divers changements : ainsi de blancs et presque
salivaires qu'ils étaient, ils deviennent verdâtres,
opaques, privés d'air et striés de lignes jaunes qui
leur donnent un aspect panaché ; plus tard, les crachats sont arrondis, nummulaires et homogènes.
Après s'être montrés plus ou moins longtemps d'un
jaune verdâtre, les crachats deviennent d'un gris sale,
sanguinolents, ou sont entourés d'une auréole rosée.
A toutes les périodes, c'est le matin qu'ils sont le plus
abondants.

Hémoptysie. — L'hémoptysie, ou hémorrhagie pulmonaire, a été observée de tout temps dans la phthisie. Jusqu'ici personne n'a pu en indiquer le mécanisme. M. Louis lui-même reconnaît qu'il est impossible de s'en rendre compte. Nous serons peut-être
plus heureux, si nous remontons à la disposition anatomique des vaisseaux pulmonaires et bronchiques
relativement aux bronches elles-mêmes.

Dans l'épaisseur du poumon, de même qu'à sa ra-
cine, les artères et les veines pulmonaires marchent
toujours à côté des tuyaux bronchiques ; la communi-
cation des artères avec les veines pulmonaires et avec
les divisions des bronches est facile à constater : l'in-
jection la plus grossière, poussée avec une force mé-
diocre, passe avec la plus grande facilité des artères
dans les veines pulmonaires et dans les bronches (1);
les parties enflammées seules paraissent imperméa-
bles ; les injections poussées par les veines pulmonaires ne passent jamais dans les artères, quoique le
premier ordre de ces vaisseaux ne renferme pas de
valvules ; enfin, les injections poussées dans les
tuyaux bronchiques ne passent ni dans les artères,
ni dans les veines : les artères et les veines pulmonaires communiquent avec les artères et les veines
bronchiques. Cette question a été mise hors de doute

(1) Cruveilhier, *Anatomie*, t. III, p. 478.

par les observations de Haller, Sœmmering, Reis-
seisen et Meckel.

Ces faits admis, nous en déduirons les conclusions
suivantes : nous savons que des vaisseaux nouveaux
se forment autour des tubercules ; la congestion sanguine, en ce point, doit être nécessairement très-in-
tense ; lorsque les capillaires sont distendus outre
mesure, le sang se livre un passage à travers les
bronches, et son expulsion constitue l'hémoptysie.

Dans tous les cas de pneumorrhagie non trauma-
tique, le poumon est congestionné, et la perte du sang
se produit par le même mécanisme que dans la phthisie. Au début de la pneumonie, les malades crachent
le sang ; mais lorsque l'inflammation des poumons
est intense, l'expectoration cesse d'être sanguinolente.
Ce fait confirme les expériences de M. Cruveilhier
sur les vaisseaux pulmonaires et ma théorie de l'hémoptysie.

DYSPNÉE. — Chez les phthisiques, la difficulté de
respirer coïncide ordinairement avec l'apparition de la
toux ; elle se traduit par un sentiment d'oppression à
la partie moyenne de la poitrine : quelquefois la gêne
de la respiration se fait sentir plutôt d'un côté que de
l'autre.

DOULEURS DANS LA POITRINE. — La tuberculisation
ne détermine aucune douleur par elle-même ; il faut

les rapporter soit à des pleurésies partielles, soit à
des névralgies intercostales, qui ont été parfaitement
décrites par Bassereau (1) et par Valleix (2). Ces
douleurs se font sentir au niveau des clavicules et au-
dessous des omoplates.

APHONIE. — L'aphonie résulte de la destruction
des cordes vocales du larynx à la suite d'ulcérations ;
lorsque ces ulcérations sont superficielles, le malade
éprouve de la douleur au niveau du larynx ou le long
de la trachée, une sensation de sécheresse à la gorge
et enfin de l'enrouement : la dysphonie est un symptôme très·important et qui est presque constant.
M. Czermak (3) est arrivé à fixer par la photographie
les images laryngoscopiques ; le diagnostic et le traitement des maladies de l'organe de la voix gagneront
à cette belle découverte.

SURDITÉ. — Chez un grand nombre de phthisiques
on observe une surdité plus ou moins complète.

FONCTIONS DIGESTIVES. — Au début de la phthisie,
l'appétit n'est pas modifié ; il diminue avec les progrès de la maladie, et s'anéantit complétement lors-

(1) *Thèse de Paris,* 1840.
(2) *Traité des névralgies.* Paris, 1841.
(3) *Académie des sciences,* 25 novembre 1861.

que la fièvre s'allume. Les malades ont un dégoût
profond pour la viande. A cette période la muqueuse
gastrique présente des lésions plus ou moins profondes
qui se traduisent par des nausées, des vomissements
bilieux, de la pesanteur, de la chaleur et de la douleur
à l'épigastre ; la langue se couvre d'une exsudation
blanchâtre, mince et facile à enlever. Ces symptômes
peuvent être plus ou moins marqués ; mais celui qui
existe toujours, c'est la diarrhée : elle peut apparaître
à toutes les époques de la maladie, et sa cause réside
dans les lésions du gros intestin.

FIÈVRE. — La fièvre se montre ordinairement dans
la seconde période ; elle simule assez bien une fièvre
intermittente quotidienne, et c'est à ce moment surtout que les sueurs nocturnes apparaissent.

Dès que la fièvre hectique est établie, l'amaigrissement fait des progrès plus ou moins rapides, selon
l'abondance des évacuations. Suivant le tableau tracé
par Arétée avec une effrayante vérité : « Le nez est
effilé ; les pommettes sont saillantes, et leur coloration
tranche sur la pâleur du reste de la face ; les con-
jonctives sont luisantes et d'un léger bleu de perle,
le cou paraît oblique et gêné dans ses mouvements,
les joues caves, les lèvres rétractées ; les omoplates
sont ailées ; les côtes deviennent saillantes, tandis que
les espaces intercostaux s'enfoncent ; quelquefois la

poitrine semble rétrécie, quelquefois même elle l'est
réellement. Lorsque la marche de la maladie est lente,
le ventre est aplati et rétracté, les articulations semblent plus grosses, les *ongles se recourbent.* »

SUEURS NOCTURNES. — Ces sueurs sont tellement
remarquables, qu'on les a considérées de tout temps
comme un des symptômes les plus importants de la
tuberculose ; elles se présentent pendant le sommeil,
le plus souvent le matin, et se manifestent plus particulièrement sur la face, le cou, la poitrine et la paume
des mains ; ces sueurs engendrent une soif plus ou
moins forte et une vitesse considérable du pouls. C'est
surtout à ce moment que l'amaigrissement fait des
progrès rapides ; la face pâlit, ainsi que tout le reste
du corps, et la coloration rouge des pommettes n'a
lieu que pendant les redoublements.

En parlant du traitement de la phthisie, j'indiquerai
les moyens qu'on doit opposer aux complications
symptomatiques que nous venons de passer en revue.

ÉTAT DES ONGLES. — Depuis Hippocrate, on a remarqué que les phthisiques avaient des ongles recour-
bés, que l'extrémité de la dernière phalange parais-
sait gonflée et en forme de massue. Je reconnais avec
M. Vernois que cette disposition des ongles n'appartient pas exclusivement à la phthisie, mais on la ren-

contre chez tous les poitrinaires; il faut donc tenir
compte de ce symptôme.

LISÉRÉ GINGIVAL. — Le liséré gingival est un symptôme important et peu connu ; c'est un état particulier des gencives qui a été signalé et vivement recommandé à l'attention des médecins par le docteur Thompson (1). Voici en quoi il consiste. Le bord libre des gencives est plus foncé en couleur que les parties voisines, et a un aspect festonné ; la largeur de ce liséré est variable : ce n'est quelquefois qu'une ligne très-étroite, ailleurs il y a plus de deux lignes de largeur. A mesure que l'affection s'avance et que ses caractères se prononcent davantage, ce liséré prend une couleur qui rappelle le vermillon ; habituellement il est prononcé autour des incisives, mais on le voit fréquemment aussi au pourtour des molaires. Dans les cas où il est expressément prononcé, il s'accompagne assez souvent d'une hypertrophie des gencives.

On distingue facilement ce liséré de la rougeur des gencives, qui peut être produite par d'autres causes, à l'aide des caractères suivants : dans la gingivite qui se produit sous l'influence du mercure ou de l'iode, la rougeur est beaucoup plus diffuse, ou, si elle est limitée au bord libre des gencives, elle ne se perd

(1) *Lecture on consumption.*

pas aussi insensiblement dans la coloration des parties voisines.

Lorsque la rougeur des gencives est due unique-
ment à l'accumulation du tartre, l'aspect irrégulier
comme déchiqueté, du rebord gingival, est un caracc-
tère distinctif suffisant.

M. Dutcher, médecin à Énon-Valley (Pensylvanie),
a examiné attentivement, depuis huit ans, les gencives de tous les sujets atteints de phthisie pulmonaire qu'il a traités. Sur ces malades, dont le chiffre
total est de cinquante-huit, quarante-huit présentaient le liséré en question. Le docteur Dutcher a
remarqué qu'il se produisait à une époque moins
avancée de la phthisie chez les sujets jeunes que chez
les personnes plus âgées. Il précède quelquefois de
deux ou trois ans tous les autres symptômes de la
phthisie ; mais, le plus souvent, son apparition ne
tarde pas à être suivie de l'explosion de la tuberculisation caractérisée. Cinq fois seulement, M. Dutcher
a vu le liséré se produire à une période avancée de
la maladie qui nous occupe.

D'après les observations qu'il a eu occasion de
faire, M. Dutcher se croit autorisé à formuler les
propositions suivantes :

1° Le liséré gingival de Thompson est un signe
infaillible de la diathèse tuberculeuse.

2° Lorsqu'il existe, quelque obscurs que soient

tous les autres symptômes, on peut annoncer d'une manière certaine l'apparition prochaine de la phthisie confirmée.

3° Si, dans le traitement des phthisiques, on voit le liséré d'abord existant disparaître sous l'influence de la médication employée, c'est un signe certain d'amélioration, et il est suffisant pour faire porter un diagnostic favorable.

4° Lorsque le liséré, développé d'abord autour des incisives, s'étend graduellement autour des molaires, en dépit du traitement employé, le pronostic est défavorable, et il faut s'attendre à une terminaison rapidement fatale lorsque la coloration du liséré passe du rouge vif au rouge sombre ou pourpre.

5° Lorsque le liséré n'existe pas, on peut espérer, quels que soient les symptômes généraux, que la santé n'a pas reçu une atteinte très-profonde ; que le malade pourra, en employant des remèdes appropriés, recouvrer un état de santé relatif, et que l'on arrivera ainsi à prévenir ou à retarder le développement des tubercules pulmonaires.

A ces considérations, je dois ajouter les suivantes : le liséré est plus fréquent chez les hommes que chez les femmes, et plus marqué à la mâchoire inférieure qu'à la mâchoire supérieure.

AMAIGRISSEMENT. — L'amaigrissement est un signe

dont il faut tenir grand compte chez les phthisiques.
Chez ces malades, les phénomènes de nutrition éprouvent une perturbation qui ne peut être déterminée par
la présence de quelques tubercules microscopiques
dans le sommet du poumon ; on ne peut l'attribuer raisonnablement qu'à la désassimilation des sels calcaires
de l'économie et à leur expulsion du corps par les
urines. On sait en effet que chez les tuberculeux,
même au début, la sécrétion urinaire contient énormément de phosphate de chaux. Je vois des malades
qui mangent beaucoup et qui maigrissent ; chez eux,
évidemment, les sucs alimentaires ne se fixent plus sur
les tissus pour remplacer les molécules usées, et c'est
de ce trouble fonctionnel que résulte l'excès de gélatine dans le sang et son dépôt dans le poumon. Si, sous
l'influence de mon traitement, les malades repren-
nent de l'embonpoint, c'est parce que je fournis au
liquide nourricier le phosphate de chaux nécessaire
à la vie, et que je détruis la cause perturbatrice de
la nutrition à l'aide de la mixture noire dont nous
parlerons plus loin.

Rougeur des pommettes. — La rougeur des pommettes se montre ordinairement deux ou trois mois
avant qu'on puisse constater la présence de tubercules
dans le poumon, soit par la percussion, soit par
l'auscultation. Ce symptôme acquiert une très grande

importance chez les personnes nées de parents phthisiques.

Cette coloration anormale de la face est plus marquée chez les femmes que chez les hommes, et elle
est très-rare chez les enfants au-dessous de dix ans.

La maladie apparaît rapidement lorsque la coloration des pommettes est vive et bien tranchée.

Si, à la suite de larges inspirations, la rougeur disparaît en totalité ou en partie, c'est que la congestion
pulmonaire s'efface et que l'air peut encore pénétrer
dans les vésicules respiratoires.

Pendant la marche de la maladie, le pronostic sera
défavorable, si à la rougeur succède subitement une
pâleur générale de la face, surtout si cette pâleur est
d'une teinte mate plombée.

La rougeur des pommettes existe bien rarement
chez les personnes douées d'un tempérament bilieux.

Lorsque la rougeur des pommettes ne se présente
que d'un seul côté, on peut déjà porter toute son
attention sur l'état du poumon correspondant.

PSORIASIS. — Aucun auteur n'a encore parlé du
psoriaris qu'on rencontre chez un grand nombre de
phthisiques. C'est un symptôme que je considère
comme très-important, puisqu'il permet au médecin
de reconnaître une affection tuberculeuse commen-
çante chez toute personne qui tousse, alors même que

tous les autres caractères viendraient à faire défaut.

Le psoriasis des phthisiques se fait remarquer à la face antérieure de la poitrine, aux genoux, mais le plus souvent aux coudes et sur la face dorsale de la main, à l'articulation métacarpo-phalangienne du médius. Dans tous les cas, c'est le psoriasis *discret* (*guttata* de Willan). Pour les malades, c'est une dartre. Il est caractérisé par des petites plaques squameuses qui s'annoncent par une élevure solide, rouge, du volume de la tête d'une épingle, et dont le sommet se couvre bientôt d'une petite écaille sèche d'un blanc mat. Ces plaques sont irrégulièrement arrondies, légèrement proéminentes, surtout vers leur centre, et séparées les unes des autres par des intervalles assez considérables. Lorsqu'on détache les écailles qui recouvrent les plaques, le derme paraît rouge et irrité, et lorsque les squames sont enlevées par des bains, des lotions ou des onctions, le psoriasis apparaît sous la forme de taches arrondies, de 2 à 4 millimètres de diamètre, d'un rouge brunâtre et légèrement proéminentes.

La solidarité qui existe entre la peau et le poumon implique la nécessité de respecter le psoriasis, dans la crainte d'activer l'affection pulmonaire. Ainsi donc, toute personne qui tousse et qui est affectée de psoriasis, soit aux genoux, soit aux coudes, doit bien se garder d'en poursuivre la guérison.

Le psoriasis n'est pas dangereux, et sa disparition augmente toujours l'affection de poitrine.

Je ferai la même observation au sujet des fistules à l'anus et des leucorrhées, qu'on rencontre si souvent chez les phthisiques. Lorsqu'on a l'imprudence de guérir ces maladies, on ne tarde pas à voir survenir des accidents qui, jusque-là, avaient été retardés par ces écoulements, qui constituent une sorte de dérivation des mouvements fluxionnaires du poumon.

Chez les jeunes filles atteintes de pâles couleurs et qui s'enrhument facilement, il faut bien se garder d'employer les ferrugineux. M. Trousseau reconnaît lui-même, avec une franchise qui est d'un haut enseignement, qu'il a souvent hâté la ponte tuberculeuse et la mort, en donnant du fer à des personnes chloro-anémiques qui toussaient.

Tout le monde sait que des jeunes filles atteintes de chlorose mangent avec avidité de la craie, du plâtre, de la cendre, etc. Les auteurs déclarent avec beaucoup de naïveté que c'est, chez ces malades, une perversion du goût, seulement ils ne se donnent pas la peine d'en rechercher la cause ; ils pensent que c'est bien assez d'avoir donné le nom de *Pica* à ce trouble fonctionnel. Cette cause est cependant bien simple : Dans la chloro-anémie, les globules du sang et les sels calcaires diminuant sans cesse, la réparation moléculaire s'effectue d'une manière incomplète;

les sels de chaux de l'économie deviennent insuffi-
sants, la gélatine prédomine, et alors l'instinct de
conservation pousse ces malades à s'assimiler les sels
terreux, qui se trouvent dans la craie, le plâtre, la
cendre, etc., pour réparer les pertes subies par tous
leurs tissus.

Les jeunes personnes atteintes de chloro-anémie
ont une grande tendance à devenir phthisiques, surtout si les ferrugineux sont administrés sans précau-
tion ; on comprendra donc la nécessité d'employer
mon traitement prophylactique de la tuberculisation
pour combattre les pâles couleurs, lorsqu'on saura
que cette médication ne présente aucun danger et
qu'elle a pour effet de fournir au sang les principes
réparateurs qui lui manquent.

IV

DIAGNOSTIC

———

Dans la dernière période de la phthisie, le diagnostic est très-facile ; dans la première période, la difficulté est d'autant plus grande, qu'on se rapproche davantage du début de la maladie. A ce degré de la phthisie, il faut analyser avec soin tous les symptômes, les grouper, étudier leur mode de succession et s'attacher même à ceux qui paraissent les moins significatifs. Il est très-important de diagnostiquer la maladie dès son début, puisque, sous l'influence de mon traitement, j'ai la certitude d'en obtenir la curation.

Lorsqu'un sujet éprouve depuis quelques semaines
une toux sèche, ou qui, lorsqu'elle est humide, provoque l'expulsion de crachats clairs, mousseux et
blancs ; si, en même temps, il a des sueurs nocturnes
et un peu de gêne de la respiration ; si enfin il a un
peu maigri, bien que l'appétit soit conservé et qu'il
n'existe ni fièvre ni diarrhée, on doit craindre la
phthisie. Ces symptômes peuvent exister pendant un
temps plus ou moins long, puis disparaître complètement. Les symptômes précédents étant donnés, si
l'on a recours à l'auscultation et à la percussion de la
poitrine, on trouve, sous l'une ou l'autre clavicule ou
à la région sus-scapulaire, soit une faiblesse, soit une
altération quelconque du bruit respiratoire ; si le
même point percuté produit un son, même légèrement
diminué, on doit croire à l'existence de la phthisie.

L'auscultation de la voix peut être aussi d'un grand
secours ; si son retentissement est plus prononcé d'un
côté que de l'autre, le diagnostic s'élève à un haut
degré de certitude. L'hémoptysie survenant dans de
pareilles conditions, il n'est pas permis d'élever un
doute sur la présence des tubercules dans le poumon ;
lorsque l'hémoptysie arrive au milieu des apparences
de la santé et qu'on ne peut la rattacher à aucune maladie, elle est un signe très-important, car sur plus
de 2400 tuberculeux, M. Louis ne l'a vu manquer
qu'une seule fois.

A une époque un peu plus avancée, lors même que
la sonorité de la poitrine n'est pas encore altérée, on
peut noter quelques modifications dans le murmure
vésiculaire : il peut être plus faible ou plus fort, ou
bien c'est l'expiration qui, douce et à peine marquée
à l'état physiologique, devient dure, rude, et se prolonge de manière à égaler ou dépasser la durée de
l'inspiration elle-même. Cette donnée, qui revient à
Jackson, de Boston (1), a été considérée comme
très-importante, surtout lorsqu'elle se produit à
gauche sans exister à droite, la bronche droite étant
plus volumineuse que la gauche.

En résumé, lorsqu'on trouve une toux sèche, persistante sans cause appréciable, des crachats clairs, des
douleurs sur les côtés de la poitrine ou entre les deux
épaules ; s'il y a hémorrhagie pulmonaire, obscurité
du son à la région sous-claviculaire, affaiblissement
ou altération des bruits respiratoires dans le même
point — le reste de la poitrine étant dans l'état normal, — si enfin le liséré gingival, la rougeur des pommettes ou le psoriasis existe, on peut être certain
qu'on a affaire à un sujet dont le poumon renferme
des tubercules à l'état de crudité.

Dans la seconde période, le diagnostic est très-facile, parce que tous les symptômes sont nettement

---

(1) *Mémoire de la Société méd. d'observ.*, t. I, Paris.

accusés. Les crachats, l'amaigrissement, la diarrhée,
les ongles fournissent des signes très-importants ;
l'auscultation et la percussion donnent des signes
positifs : la matité, remplacée quelquefois par une
exagération du son pulmonal quand la caverne est
superficielle ; le bruit du pot fêlé, le gargouillement,
la respiration caverneuse, la pectoriloquie, et, quand
l'excavation est considérable, la respiration ampho-
rique et le tintement métallique.

C'est à cette époque qu'on rencontre les ulcérations
du larynx et de l'épiglotte ; ces lésions, qui causent
la dysphonie, sont dignes d'attention, puisque, à peu
d'exceptions près, elles ne se montrent que dans le
cours de la phthisie pulmonaire. Pendant la première
période, les règles sont moins abondantes chez les
jeunes filles et chez les femmes ; pendant la dernière
période, elles disparaissent complétement, et il est
dangereux de vouloir les rappeler, car ce serait ajouter une nouvelle cause de faiblesse à un état perma-
nent de déperdition de forces.

Il faut noter aussi chez tous les phthisiques la séré-
nité de l'esprit, l'insouciance pour tout ce qui con-
cerne la santé, le refus de croire à la phthisie et la
manie de faire des projets d'avenir.

V

TRAITEMENT

« Lorsqu'on entreprend le traitement d'une phthi-
» sie pulmonaire, dit Hufeland (1), il ne faut pas,
» comme font la plupart des médecins, se laisser do-
» miner par l'idée que la guérison présente peu de
» chances, car un pareil doute brise le courage, para-
» lyse les ressources de l'esprit, et éteint jusqu'au
» désir de rien entreprendre. On doit, au contraire,
» se persuader que *toute phthisie, même la puru-*
» *lente, est curable.* Ainsi, ne perdons jamais ni l'es-

(1) *Manuel de méd. prat.*, p. 800.

> pérance ni le courage, et faisons tout ce qui dépend
» de nous pour atteindre le but. »

Ces conseils partis d'un noble cœur, et la douleur
qu'on éprouve à voir mourir des malades qui vous
supplient vainement de les sauver, ont fait naître en
moi la volonté de guérir la phthisie pulmonaire. Depuis plusieurs années je poursuis mon œuvre, et les
succès que j'ai obtenus me font une obligation de
persévérer dans la voie que je me suis tracée.

Je n'ai pas la prétention de guérir tous les phthisiques qui suivront mon traitement, mais je suis convaincu, par l'expérience, que j'en guérirai ou soula-
gerai un plus grand nombre que par les moyens employés jusqu'à ce jour.

Lorsque la maladie est arrivée à sa dernière période,
alors que l'absorption des substances médicamenteu-
ses ou nutritives ne peut plus s'effectuer, il est bien
évident que mon traitement sera impuissant. A la
première période, je réussis presque toujours.

Pour bien saisir la portée théorique de ma méthode
curative et prophylactique, je crois qu'il est indispen-
sable de rappeler les traitements qui ont été préconisés jusqu'à ce jour. Le simple examen prouvera
qu'ils ne reposent sur aucune donnée intelligente de
la maladie qui nous occupe, et qu'ils sont presque
tous des remèdes empiriques, irrationnels et même
dangereux.

Les saignées, les sangsues, employées par Broussais, et dont on a tant abusé, hâtent la marche de
l'affection.

Il en est de même des vésicatoires, des cautères,
des sétons, des moxas et des purgatifs.

Le chlore en fumigation excite la toux, provoque
les hémoptysies et allume la fièvre.

L'expérience n'a reconnu aucune utilité au sous-
carbonate de potasse proposé par M. Pascal (de Strasbourg), ni au sel ammoniac donné par le docteur Cless
(de Stuttgard), ni à la digitale, ni à l'acide cyanhy-
drique, ni à la compression de la poitrine. Le proto-
iodure de fer préconisé par E. Dupasquier (de Lyon)
n'a été reconnu par M. Louis d'aucune espèce d'utilité ;
on n'a jamais obtenu de guérison avec l'émétique à
faible dose prôné par M. Bricheteau, ni avec l'arsenic,
ni avec l'iode, ni avec les iodures, qui sont très-effi-
caces dans la scrofule.

Avicenne conseillait le sucre comme palliatif de la
phthisie. Un médecin américain, le docteur Cal-
wright (1), prétend avoir guéri des phthisiques avec
la même substance : il envoie ses malades passer
plusieurs heures par jour dans une fabrique de sucre.
Il dit que les vapeurs sucrées qui en émanent produisent presque instantanément l'enrayement de la

(1) *Revue de therap.*, avril 1853.

phthisie. Si ce moyen n'est pas efficace, il a au moins
le mérite d'être facile et agréable.

M. Beau (1), n'ayant pas rencontré de phthisiques
chez les ouvriers qui manient le plomb, a conçu l'idée
de combattre la diathèse tuberculeuse par l'empoi-
sonnement saturnin. M. Beau fait administrer des
pilules contenant 10 centigrammes de céruse, et, par
une augmentation rapide, il est arrivé à en donner
huit par jour. On en suspend l'usage ou l'on en diminue la dose aussitôt qu'il se manifeste de l'arthralgie,
ou à l'apparition du liséré, de l'analgésie, et du teint
ictéroïde, qui caractérisent le premier degré de l'em-
poisonnement par le plomb. Ce traitement est dangereux, et n'a jamais amené de guérison. Hufeland l'avait
déjà appliqué sans profit.

L'Académie de médecine de Turin a couronné un
mémoire du docteur Parola, qui regarde le seigle er-
goté comme l'agent le plus actif dans le traitement
de la phthisie. M. Parola administre l'ergot de seigle
en poudre, à la dose de 2 grammes par jour, en
ayant soin de suspendre le médicament pendant quarante-huit heures, après chaque période de quatre ou
cinq jours de son administration.

L'ergot de seigle peut être utile dans l'hémoptysie,
il peut encore agir dans la phthisie en diminuant les

(1) *Union médicale,* juin 1859.

battements du cœur, en prévenant la congestion pulmonaire, mais de là à la guérison il y a bien loin.

Je citerai pour mémoire l'huile de naphte, employée en Angleterre par le docteur Hastings et Wilson ; le caoutchouc par M. Haller, de Presbourg (une circonstance qui ferait croire au peu d'efficacité de ce moyen, c'est que le caoutchouc n'est nullement absorbé) ; l'oxygène naissant, la vapeur de charbon, l'aconit, les semences de *Phellandrium aquaticum*, le chlorure de sodium proposé par M. Amédée Latour ; le goudron, la ciguë, la conicine, le sang de mouton, l'alcool, la viande crue, dont l'usage prolongé donne presque toujours naissance au ver solitaire.

Les moyens les plus répandus aujourd'hui sont l'huile de foie de morue, l'iode, les escargots et les eaux minérales naturelles.

HUILE DE FOIE DE MORUE. — Depuis 1845, l'emploi de l'huile de foie de morue est devenu une sorte de banalité ; mais ce médicament doit perdre une grande partie de la confiance qu'on lui accorde, si l'on songe aux fraudes dont il est l'objet et au dégoût qu'il occasionne.

Et d'abord l'huile noire pure qui vient de Terre-Neuve est rare, difficile à se procurer et fort peu usitée en médecine à cause de son aspect repoussant.

Les huiles brunes sont les plus employées et consistent le plus souvent dans des mélanges d'huile de foie de morue, de marsouin, de cachalot, de baleine ou de phoque, parce que les pêcheurs s'occupent bien moins de produire des huiles pures, que d'en produire beaucoup. A Terre-Neuve, on obtient l'huile de foie de morue en exposant aux rayons du soleil des foies d'une quantité de poissons entassés dans des cuves, et en les soumettant à la presse à mesure qu'ils se putréfient. Quant aux huiles blondes, jaunes, dorées, blanches, elles s'obtiennent habituellement dans l'industrie en coupant les huiles brunes avec des huiles d'œillettes, de sésame et d'arachide, et cela dans des proportions qui vont jusqu'à 55 sur 100 ; on a même vendu à Paris une soi-disant huile de foie de morue qui consistait en une solution de colophane dans une huile végétale.

D'après les analyses faites par MM. Girardin, doyen de la Faculté des sciences de Lille, Delatre et Rigel, analyses approuvées par l'Académie impériale de médecine, le 3 mai 1859, l'huile de foie de morue de Terre-Neuve contient sur 1000 parties :

Phosphore.	0,006
Acide phosphorique.	9,095
Iode.	0,013

Sous l'influence de la putréfaction et de la chaleur

l'iode s'échappe en totalité ou en partie, de telle sorte
que plusieurs chimistes n'en ayant pu trouver, ont
cru pouvoir en nier l'existence.

IODE. — L'iode porté dans les ramifications bronchiques par de fortes aspirations, est, d'après M. Danger (1), de tous les corps connus celui qui présente
les conditions les plus favorables au traitement de la
phthisie. Dans son travail, M. Danger s'efforce de
prouver que, la propriété déshydrogénante de l'iode
décompose les matières organiques avec lesquelles il
est en contact.

M. Piorry (2) recommandait aussi il y a douze ans
les inspirations d'iode et l'iodure de potassium à l'intérieur. Je sais que ce praticien célèbre est bien revenu aujourd'hui de ces premières impressions.

J'ai employé très-souvent l'iode et l'iodure de potassium, et toujours sans succès. Dans quelques cas
la phthisie semblait enrayée : ainsi la toux, la fièvre
et les sueurs disparaissaient, mais, hélas ! pour peu
de temps, et lorsque je croyais toucher au but, les
accidents revenaient avec plus d'intensité, la fonte
tuberculeuse était activée, et la mort arrivait plus
rapidement que si les malades n'eussent suivi aucun
traitement.

(1) *Académie de médecine*, 9 août 1853.
(2) *Clinique de la Pitié*, 1853.

L'iode favorise la formation des cavernes, et sa présence dans les excavations, loin de déterminer leur cicatrisation, active la désorganisation du poumon. Je soutiens donc que l'iode doit être banni du traitement de la phthisie, mais qu'on peut l'utiliser dans les laryngites et dans certaines bronchites : dans ces affections, la muqueuse pharyngo-bronchique peut être heureusement modifiée (1).

Des praticiens célèbres, dont je vois souvent des ordonnances, ont sans doute compris les dangers de l'iode à l'intérieur, puisqu'ils se contentent maintenant de badigeonner la poitrine avec de la teinture de ce métalloïde, et de faire prendre de la térébenthine dans le but de cicatriser des cavernes.

(1) L'opinion que j'émets sur les dangers de l'iode, dans la phthisie, est partagée par un des médecins les plus compétents de notre époque. Je cite textuellement la lettre qu'il m'a fait l'honneur de m'adresser, après avoir lu ma brochure :

« Très-honoré confrère,

» Je viens de lire avec le plus grand intérêt votre brochure sur le *Traitement de la phthisie pulmonaire.* Depuis douze ans je m'occupe exclusivement de cette question, et vivant sans cesse au milieu des tuberculeux, j'ai pu me convaincre de toute la vérité des idées que vous avez publiées. Je partage entièrement votre opinion sur les dangers de l'iode, qui est préconisé partout aujourd'hui, et sur les grands avantages des escargots, de l'huile de morue, des toniques doux et des préparations phosphatées. Je suis très-désireux d'essayer en grand la poudre que vous recommandez avec conscience. Je suivrai

Il est permis de considérer ces ordonnances comme de véritables déclarations d'incompétence.

Chez les médecins, l'âge amène l'indifférence ; nos maîtres eux-mêmes ne vont jamais à la découverte ; ils préfèrent s'endormir sur leur vieille réputation.

ESCARGOTS. — Après vingt-huit années de pratique, dont seize passées à l'hôpital de Mataro, le docteur Joachim Pascal a reconnu que le traitement qui lui avait fourni les plus heureux résultats était le mucilage d'escargots à haute dose. Dans les cas désespérés,

vos indications pour l'administrer, et je serai heureux de vous faire part des résultats obtenus.

» Je ferai mes observations en toute liberté ; car, nous n'avons qu'un but, c'est de trouver enfin une médication efficace et rationnelle pour une maladie si fatale qui fait tant de victimes autour de nous.

» Déjà mes efforts m'ont prouvé qu'on pouvait souvent obtenir des guérisons presque inespérées, et je suis persuadé que nous arriverons à effacer de plus en plus ce triste mot d'incurabilité. Pour cela il faut chercher et tout essayer, modifier, combiner sans aucun parti pris de sotte exclusion.

» J'ai horreur des gens à idées fixes qui se prononcent pour ou contre un système sans tout examiner à fond, et nos plus grands maîtres ont le tort de se renfermer souvent dans les formules identiques connues à l'avance.

» Agréez, très-honoré confrère, l'assurance de ma parfaite considération.

» Dr GÉNIEYS,

« Médecin inspecteur d'Amélie-les-Bains. »

il fait prendre au malade un escargot cru, et il va ainsi progressivement jusqu'à en faire manger trente en une seule fois. « Qui n'a pas expérimenté l'usage thérapeutique de ces mollusques, dit ce médecin espagnol, ne peut croire aux effets salutaires qu'ils produisent dans ces cas graves. » Il a vu les diarrhées colliquatives cesser comme par enchantement, et les symptômes les plus alarmants disparaître avec rapidité. Cette médication a fourni au docteur Pascal des succès qu'il n'a jamais obtenus par les moyens préconisés dans ces derniers temps, tels que les inspirations de vapeurs iodées et chloro-iodées, l'éther hydriodique, les préparations de brome, l'huile de foie de morue, l'iodure d'amidon, etc. ; dans la plupart des cas, il n'a guère eu à se louer de tous ces médicaments.

EAUX MINÉRALES. — Les eaux minérales sont utiles dans la bronchite chronique et très-nuisibles dans la phthisie pulmonaire.

Lorsqu'on veut traiter une maladie de poitrine par les eaux minérales, le diagnostic ne devrait pas être porté à la légère, comme cela se pratique généralement, parce que c'est souvent pour le malade une question de vie ou de mort.

La plupart des médecins, après avoir épuisé sans succès leur répertoire thérapeutique, se hâtent d'en

voyer leurs malades aux eaux minérales ou à la campagne.

Dans le premier cas, ils mettent leur responsabilité
sous le couvert de confrères ordinairement très-in-
dulgents; dans le second cas, ils préfèrent se dé-
barrasser de leurs clients que de lutter jusqu'à la fin.

Je le répète, les eaux minérales produisent d'excellents résultats dans la bronchite chronique, — nous
y reviendrons plus loin ; — mais chez les phthisiques,
même chez ceux qui ont des tubercules à l'état latent,
elles déterminent des hémoptysies et mettent le feu
aux poudres, pour me servir de l'expression du docteur Pierre Bertrand, qui pendant plus de trente ans
a été inspecteur aux eaux du Mont-Dore.

Je sais bien que Bordeu, et même d'autres médecins instruits, ont constaté des guérisons de la con-
somption pulmonaire à l'aide des eaux des Pyrénées ;
mais comme ce sont des faits très-rares, je dis qu'il
faut être très-réservé dans l'emploi d'un moyen qui
peut être dangereux et qu'on doit toujours s'en abs-
tenir si le diagnostic est douteux.

En exposant ma méthode curative, je reviendrai
sur l'action thérapeutique de l'huile de foie de morue, des escargots et des eaux minérales, qui jusqu'ici ont été employés empiriquement. Je montrerai
leur véritable mode d'action sur les tubercules, et
l'on verra que les succès obtenus avec ces divers

agents sont une justification complète de ma théorie et de mon traitement de la phthisie par la POUDRE SALINO-CALCAIRE.

Outre la poudre salino-calcaire, j'emploie l'eau cohobée de laurier-cerise, la mixture noire, la poudre contre les sueurs, les pilules antirhéiques et l'emplâtre sédatif. Je vais expliquer l'action et le mode d'emploi de ces diverses substances.

POUDRE SALINO-CALCAIRE. — La nature est toujours et essentiellement réparatrice ; ce n'est qu'en l'imitant ou en lui venant en aide qu'on peut obtenir la guérison des maladies.

Dans la phthisie, cette loi de réparation se traduit par l'induration des tubercules, ce qui les rend inertes et inoffensifs, et par la cicatrisation des cavernes.

Que doit-on faire lorsqu'on se trouve en présence d'un phthisique ? Doit-on favoriser la fonte des tubercules, hâter la formation des cavernes et la mort ? ou doit-on suivre la voie tracée par la nature, c'est-à-dire chercher à obtenir l'induration de la matière tuberculeuse, en fournissant au sang les matériaux propres à cette transformation ? J'ai adopté sans peine cette dernière idée, et, après de nombreux essais, je suis arrivé à formuler un traitement qui m'a donné des résultats extraordinaires.

Sous le nom de POUDRE SALINO-CALCAIRE, j'ai réuni

des substances bien connues en médecine, mais qu'on n'avait pas encore employées dans le traitement de la phthisie. Ces substances, qui sont exactement celles qu'on rencontre dans les *os* et dans les *tubercules*, sont d'une innocuité reconnue, d'une administration très-facile, et c'est à bon droit qu'on peut dire de leur action : *Similia similibus curantur.*

Voici la composition de cette poudre :

> Phosphate de chaux,
> Carbonate de chaux,
> Bicarbonate de soude (1).

J'ai confié la préparation de cette poudre et des autres remèdes que j'emploie dans la phthisie et la

(1) Dans les éditions précédentes (complétement épuisées), j'avais donné les doses des substances qui entrent dans la composition de ma poudre. Je crois devoir les supprimer aujourd'hui, pour épargner aux malades et aux médecins les inconvénients qui résultent de préparations insuffisantes et de contrefaçons grossières. Tous les médicaments que j'indique dans cette édition se trouvent à la pharmacie du Château-d'Eau, 76, rue du Château-d'Eau à Paris, et dans les bonnes pharmacies de France et de l'étranger. Dans tous les cas, il est urgent de n'accepter que les préparations qui porteront l'étiquette de la pharmacie du Château-d'Eau.

Je cite une lettre d'un médecin distingué de Marseille pour montrer à quoi l'on s'expose en oubliant cette recommandation.

« Monsieur et honoré confrère,

» Je ne vous dirai rien de la satisfaction que j'ai éprouvée et que m'ont causée vos déductions logiques ; d'autres avant moi, et haut placés dans la science, vous auront déjà, par leurs témoignages,

bronchite, à M. le docteur Servaux, pharmacien à
Paris, 76, rue du Château-d'Eau.

Les éléments qui constituent ces divers médicaments
sont fabriqués avec le plus grand soin par ce chimiste
distingué.

Le phosphate de chaux que j'emploie se dissout
rapidement et complétement dans l'eau légèrement
acidulée ; or, les sucs de l'estomac étant franchement
acides, le phosphate peut donc s'y dissoudre et devenir facilement absorbable.

Le mémoire présenté à l'Académie, le 7 avril 1856,

dédommagé en partie des efforts que vous avez faits pour arriver
à ce but.

» Je vous demanderai seulement quelques explications.

» J'ai déjà appliqué votre traitement à plusieurs phthisiques, j'ai
fait préparer votre poudre salino-calcaire d'après la formule que vous
donnez dans votre brochure, l'administration de la dose indiquée a
provoqué chez deux malades une diarrhée qu'ils n'avaient pas et qui
a cessé lorsque j'ai suspendu l'administration du mélange.

» Veuillez, monsieur et honoré confrère, me dire deux mots sur ce
fait; dois-je continuer mes expériences d'après la formule que vous
donnez? Dois-je au contraire la modifier ? Ou bien encore, l'effet qui
s'est produit proviendrait-il d'une préparation faite avec des substances
qui ne se trouveraient pas à l'état de pureté irréprochable ?

» Je vous serai reconnaissant si vous daignez éclairer mes doutes
et me fournir l'occasion d'augmenter le nombre de vos observations.

» Agréez, etc.

                              » Dr MILLOU. »

Cette lettre me dispense de tout commmentaire sur l'utilité d'une
bonne préparation.

Depuis cette époque, le docteur Millou, de Marseille, obtient d'excel
lents résultats avec mon traitement préparé par M. Servaux.

par M. A. Milne Edwards, et les recherches expéri-
mentales de M. Gosselin à l'hôpital Cochin, prouvent
d'une manière péremptoire que le phosphate de
chaux est porté dans le torrent de la circulation,
qu'il accélère le travail d'ossification dans les cas de
fracture, et que ce sel n'exerce aucune action fâcheuse sur l'économie. Ces messieurs employaient le
phosphate de chaux provenant de la calcination des
os ; ce sel est très-peu soluble, tandis que celui qui
entre dans la POUDRE SALINO-CALCAIRE est d'une solu-
bilité très-grande, et par conséquent d'une assimilation très-facile.

Lorsque le phosphate de chaux est en quantité convenable dans le sang, son dépôt ne s'effectue que sur
tous les points de l'économie qui n'en renferment pas
la quantité normale et jamais sur des organes à l'état
sain. C'est ce qui explique la guérison des os ramollis,
l'induration des tubercules et enfin l'innocuité de son
emploi.

Les faits suivants justifient cette appréciation.

M. Chossat nourrit des pigeons avec des grains
choisis un à un de manière à supprimer les substances
minérales de l'alimentation, et il remarque que les os
de ces oiseaux deviennent minces et fragiles, tandis
que si on leur donne en même temps des sels calcaires, il n'arrive rien de semblable.

Dans un travail très remarquable sur les phosphates,

M. L. Sandras (1) dit : « J'avais entendu parler de guérisons de fractures accélérées par l'administration
du phosphate de chaux ; j'en avais moi-même observé,
me semblait-il, les bons résultats ; et j'avais surtout
été frappé du fait suivant observé à l'hôpital de l'En-
fant-Jésus. Un petit garçon du service des scrofuleux
rachitiques était tombé dans un état de faiblesse tel
qu'il ne pouvait plus ni marcher, ni se lever ; un jour,
mon chef de service lui prescrivit (par dérision, je
crois) un peu de poudre de phosphate de chaux, et
au bout de peu de jours l'enfant se tenait debout et
marchait. Nous croyons du reste que comme ce fait
aurait pu confirmer une opinion qui n'était pas alors
à la mode, il n'en a pas dû être fait mention en haut lieu.

» En dehors de ces expériences qui me paraissent
irrécusables, il y a des faits qui me semblent prouver
l'efficacité réelle des corps phosphorés dans le traitement des maladies de poitrine. Je sais bien qu'il
est toujours possible de nier des guérisons de phthisie, parce que si l'on prend des malades arrivés à
la dernière période, il n'y a pas de guérison à obtenir, et parce que si l'on prend des malades peu
avancés, il est facile de dire que la maladie n'était
pas bien caractérisée, et qu'après tout la guérison a
pu se produire d'elle-même. Aussi, sans vouloir

(1) *Abeille médicale*, 21 mars 1864.

prendre partie pour les guérisseurs enthousiastes non plus que pour leurs adversaires systématiques, sans vouloir donner gain de cause aux phosphates plutôt qu'aux hypophosphites, je me permettrai de faire observer que d'illustres professeurs de l'école de Paris ont reconnu que lorsque la guérison arrivait, elle était le résultat d'une cicatrisation produite par une concrétion phosphatique calcaire, et que, par conséquent, l'administration des médicaments phosphatiques est on ne peut plus rationnelle. »

D'après ce qui précède, il est facile de comprendre que le phosphate de chaux ingéré est d'abord dissous par le suc gastrique, et qu'ensuite il est tenu en dissolution dans le sang à l'aide de l'acide carbonique que ce liquide contient.

Dans la composition de ma poudre nous voyons figurer le bicarbonate de soude, tandis que dans les analyses que nous avons données des os et des tubercules, nous trouvons de l'hydrochlorate de soude. Je vais expliquer ce fait, et prouver qu'en donnant du bicarbonate de soude, le malade absorbe réellement de l'hydrochlorate de cet óxyde. Pour M. Lambossy(1), le bicarbonate de soude mis en contact avec l'acide hydrochlorique de l'estomac est transformé en hydro-

_____

(1) *Considérations physico-chimiques relatives à l'absorption des médicaments minéraux*, thèse, Strasbourg, 22 avril 1836.

chlorate de cette base, l'économie reçoit alors de
l'hydrochlorate de soude.   ·

Si l'on se demande pourquoi l'huile de foie de
morue, les escargots et les eaux minérales modifient
et guérissent quelquefois la phthisie pulmonaire, il
est bien facile de répondre.

L'huile de foie de morue et toutes les huiles de
poisson doivent leur propriété curative au phosphate
de chaux qu'elles contiennent, et non pas à la petite
quantité d'iode qu'on y rencontre ; car toutes les huiles
végétales plus ou moins iodées ne fournissent aucun
résultat dans le traitement de la phthisie, tandis que
dans la scrofule elles sont des succédanées des huiles
de morue (1).

Quant aux escargots et aux autres coquillages
employés à haute dose, on ne peut raisonnablement
admettre leur action sur la marche des tubercules
qu'à la condition de reconnaître l'influence du phosphate et du carbonate de chaux que ces animaux
contiennent en très-grande quantité.

Les eaux minérales tiennent en dissolution des
phosphates et des carbonates calcaires, et si leur
efficacité n'est pas certaine dans la phthisie, c'est que
la proportion de ces sels n'est pas assez considérable,
et que les autres principes qui les caractérisent pos-

(1) Voyez page 64.

sèdent des propriétés assez excitantes pour détruire les bénéfices obtenus par l'assimilation des sels terreux.

« Je ne serais même pas étonné, dit M. L. Sandras (1), de voir attribuer bientôt et avec raison au phosphore l'action curative des eaux minérales que nous sommes trop heureux, pour l'instant, de pouvoir attribuer à des traces d'arsenic presque imaginaires. »

« Il ne faudrait, pour opérer un pareil changement d'idées, que le caprice d'un nom illustre, car sous certains rapports les médecins de France sont comme les chirurgiens d'Italie dont parle Guy de Chauliac : « Je m'esbahis d'une chose; qu'ils se suivent comme » des grues, car l'un ne dit que ce que l'autre a dit. »

Le traitement que je viens d'indiquer pour obtenir l'induration des tubercules doit être employé, même lorsqu'il y a des cavernes dans le poumon. En effet, les cavernes existent toujours concurremment avec des tubercules en plus ou moins grand nombre; il faut donc prévenir le ramollissement de ces derniers, et chercher à obtenir la cicatrisation des excavations pulmonaires. Si l'on se rappelle que ces excavations sont tapissées par une membrane sécrétante, qui reçoit des vaisseaux nombreux, on comprendra facilement

(1) *Loc. cit.*

que, sous l'influence de la POUDRE SALINO-CALCAIRE,
cette membrane, qui a déjà de la tendance à revêtir
la forme semi-cartilagineuse , subisse une transformation qui la mette à l'abri de toute désorganisation.
Lorsque cette membrane est ainsi modifiée, les parties
du poumon qui enveloppent la cavité ne peuvent plus
être détruites, et leurs mouvements d'expansion, en
rapprochant les parois des excavations, facilitent
l'oblitération des cavernes.

MODE D'ADMINISTRATION DE LA POUDRE SALINO-CAL-
CAIRE ET DES AUTRES MÉDICAMENTS. — Aux adultes, je
fais prendre deux cuillerées à café de POUDRE SALINO-
CALCAIRE par jour : l'une le matin, et l'autre le soir ;
un quart d'heure au moins avant ou après le repas.
Chaque cuillerée à café de poudre est délayée dans
un demi-verre d'eau sucrée, à laquelle on ajoute une
cuillerée à café d'eau distillée de laurier-cerise. Tous
les quinze jours on augmente d'une cuillerée la dose
de poudre salino-cacaire, sans dépasser six cuillerées
par jour et sans augmenter la dose d'eau distillée de
laurier-cerise.

Un flacon de poudre est nécessaire pour le traitement du premier mois. Cette quantité n'a rien d'exa-
géré, puisque dans l'état normal chaque digestion
demande 6 grammes de sel calcaire pour réparer les
pertes de l'organisme.

Pour prévenir la phthisie chez les enfants issus de tuberculeux ou dont la croissance est trop rapide, et chez ceux qui présentent les attributs du vice scrofuleux, chez les femmes qui nourrissent et surtout chez celles qui ne sont pas robustes, je conseille une seule cuillerée à café de poudre salino-calcaire en deux fois dans la journée, au moment du repas.

Ce traitement doit être suivi pendant longtemps, parce qu'il a pour but non-seulement de prévenir le dépôt de granulations gélatineuses dans le poumon, mais encore d'arrêter le développement des tubercules dont nous sommes presque tous atteints. D'après les recherches consciencieuses de M. E. Boudet, on sait que sur sept personnes on en rencontre six dont les poumons offrent à l'autopsie des tubercules à l'état latent, et en trop petit nombre pour exercer pendant la vie une influence fâcheuse sur la santé générale.

La poudre salino-calcaire est encore indiquée dans toutes les affections où l'huile de foie de morue est administrée : elle est plus active et bien moins désagréable que les huiles de poisson; elle réussit parfaitement aussi dans les cas de chloro-anémie, dans les convalescences longues, dans la scrofule avec ramollissement des os, dans la carie et dans la gravelle oxalurique.

EAU DE LAURIER-CERISE DU DOCTEUR SERVAUX. — Cette
eau, qui doit se prendre en même temps que la poudre salino-calcaire, a pour effet de calmer la toux et
les spasmes nerveux qui fatiguent tant les phthisiques,
et de rendre l'administration de la poudre salino-calcaire bien plus agréable en donnant au mélange le goût
du sirop d'orgeat. Cette eau diffère essentiellement
de l'eau distillée de laurier-cerise qui se trouve dans
le commerce; elle est toujours titrée uniformément,
et dosée pour mon traitement.

MIXTURE NOIRE. — Provoquer l'appétit chez les
phthisiques et faciliter l'assimilation des aliments et
des remèdes, tel est le problème que je cherchais à
résoudre depuis longtemps. Après bien des essais
infructueux, je suis arrivé depuis peu à obtenir un
résultat satisfaisant en employant une préparation à
laquelle j'ai donné le nom de *Mixture noire* à cause
de sa couleur. Sous l'influence de cette mixture qui
est extraite de la houille, j'ai toujours vu les malades
recouvrer l'appétit et l'embonpoint en peu de temps.
Cette préparation modifie la nutrition et arrête la
désassimilation des sels calcaires qui entrent dans
la composition de tous nos liquides et de tous nos
tissus.

Cette mixture se prend entre les deux repas, à la
dose d'une cuillerée à café, dans trois cuillerées à
soupe d'eau ordinaire. C'est l'accompagnement obligé

de la poudre salino-calcaire et de l'eau cohobée de laurier-cerise.

POUDRE CONTRE LES SUEURS. — J'ai toujours vu les sueurs résister aux moyens ordinaires, qui sont : le sous-acétate de plomb, conseillé par M. Fouquier, l'agaric blanc, le tannin et le quinquina. La nouvelle poudre que je préconise a pour effet non-seulement de prévenir les sueurs, mais encore de prédisposer au sommeil et de calmer la toux. Elle réussit toujours et à toutes les périodes.

On en prend un paquet dans un demi-verre d'eau sucrée, au moment le plus rapproché de l'apparition des sueurs.

Je ne puis résister au désir de faire connaître, sur cette poudre, l'appréciation d'un de mes malades qui s'en est servi avec beaucoup de succès.

« Je termine ma bien longue lettre, monsieur le docteur, en vous racontant un fait qui peut-être vous fera plaisir. J'avais donné de votre poudre contre les sueurs à une pauvre phthisique au dernier degré, elle s'en trouva si bien, qu'elle se crut guérie. Le docteur qui la soignait m'a envoyé les parents d'une autre malade qu'il voit pour me demander de cette merveilleuse poudre. J'en ai fait venir de nouveau ainsi que des pilules anti-rhéiques ; j'apprends que la pauvre malade, que je suis allé voir, s'en trouve aussi très-bien.

» G..., prêtre,

» Carpentras. »

Pilules anti-rhéiques. — La diarrhée se présente rarement lorsqu'on fait usage de la poudre salino-calcaire, mais lorsqu'elle persiste, j'emploie avec succès des pilules auxquelles j'ai donné le nom de pilules *anti-rhéiques*. Le malade en prend de trois à six par jour.

Je combats les douleurs thoraciques par l'emplâtre sédatif.

Emplatre sédatif. — Tous les révulsifs connus, tels que l'huile de croton, les emplâtres de poix de Bourgogne, thapsia, les papiers chimiques etc., déterminent une douleur et une gêne souvent intolérables. — L'emplâtre sédatif produit un très-grand effet sans cependant surexciter la sensibilité des malades.

On applique cet emplâtre sur le point douloureux et on le laisse en place pendant deux mois; il ne nécessite aucun pansement.

Pour arrêter les hémoptysies, le traitement le plus efficace, c'est, sans contredit, le perchlorure de fer, dont on règle facilement les doses (15 à 30 gouttes par jour, en trois fois dans une cuillerée à bouche d'eau froide).

Lorsqu'il y a douleur de gorge, je conseille un gargarisme au chlorate de potasse (10 grammes pour un demi-litre d'eau). On l'emploie six fois par jour.

Lorsque les quintes de toux sont fréquentes, il est

utile de faire usage du sirop pectoral du docteur Servaux (de 2 à 6 cuillerées par jour). Je préfère ce sirop
à tous les autres, parce que c'est le seul qui ne renferme pas d'opium.

GUÉRISON

DE LA

BRONCHITE CHRONIQUE

« Il périt plus d'hommes de catarrhe que de
la peste. »   (Tissot.)

Bronchite, catarrhe des bronches, catarrhe pulmonaire, sont des expressions équivalentes, qui toutes
indiquent l'inflammation de la membrane muqueuse
des bronches.

Comme toutes les autres phlegmasies, la bronchite
est aiguë ou chronique. Sous l'une ou l'autre forme,
une partie ou la totalité des bronches peuvent être le
siége de l'inflammation.

CAUSES. — Parmi les causes occasionnelles de la
bronchite, nous signalerons en première ligne l'im-

pression subite ou prolongée du froid, et surtout du froid humide, lorsque le corps est échauffé. Ce refroidissement, en supprimant les fonctions de la peau, détermine sur la muqueuse bronchique une sécrétion anormale ; par conséquent cette maladie résulte d'un antagonisme ; elle est un reflet, un transport de la fonction cutanée aux poumons.

En seconde ligne, nous indiquerons une constitution délicate, molle et sédentaire, d'où résulte une susceptibilité plus vive aux changements de température. Les personnes qui ont de l'embonpoint et qui, par conséquent, suent facilement, sont très-exposées à contracter cette phlegmasie.

Symptômes. — Dans sa forme la plus simple, la bronchite est désignée par le nom de *rhume*. Cette indisposition succède ordinairement au *coryza*. Ses symptômes sont un peu d'enrouement, une toux peu forte, à peine douloureuse, une expectoration de quelques crachats grisâtres ou spumeux. Il n'y a, en général, ni malaise, ni fièvre ; pourtant l'appétit est un peu diminué ou bien les aliments paraissent moins sapides. L'exposition au froid en est la cause la plus fréquente. Elle disparaît ordinairement au bout de quelques jours ; d'autres fois elle se prolonge pendant un temps plus ou moins long.

Les prodromes de la bronchite sont : lassitudes

spontanées, pesanteur de la tête, faiblesse générale ;
bouffées de chaleur alternant avec des frissons, coryza,
douleur à la gorge. Lorsque la maladie est déclarée,
ses symptômes sont : une toux fréquente, un sentiment de chaleur et de douleurs diffuse dans la poitrine, une expectoration de crachats muqueux, un
mouvement de fièvre plus ou moins intense.

La toux est de tous les symptômes le plus remarquable et le plus incommode (1). Elle se produit ordinairement sous formes de quintes, pendant lesquelles
le malade éprouve dans toute la poitrine, surtout derrière le sternum, une sorte de déchirement. En même
temps la tête est si douloureuse, qu'il semble au malade que le crâne va s'entr'ouvrir, la face est vultueuse,
les yeux sont larmoyants. Les secousses imprimées à
l'épigastre y déterminent des douleurs plus vives que
celles du thorax ; des nausées et des vomissements ont
souvent lieu. Ces quintes sont suivies de l'expectoration d'un mucus clair et écumeux, offrant parfois de
légères stries de sang. Elles se montrent à des intervalles inégaux, tantôt sans cause apparente et tantôt
sous l'influence du froid, par l'accumulation de mucosités dans les bronches ou par le changement de
position. La quinte terminée, le malade éprouve encore pendant quelques instants des douleurs dans la

(1) Voyez page 40.

poitrine, vers les attaches diaphragmatiques et à la
tête, la respiration et le pouls sont accélérés ; il éprouve
de l'oppression, de la sueur et une fatigue générale
qui s'amendent peu à peu.

Dans la bronchite, l'oppression n'est bien pronon-
cée que pendant et après les quintes ; ce moment passé,
il semble au malade qu'il a un poids derrière le sternum, et que l'air pénètre difficilement dans les bronches. Cette sensation est surtout marquée dans le re-
doublement du soir ; souvent alors le passage de l'air
dans les poumons produit un bruissement parfaitement
appréciable, même à distance.

Au début de la maladie, la toux est sèche, bientôt
elle devient humide, alors elle donne lieu à l'expectoration laborieuse et souvent convulsive d'une matière
séreuse, âcre ou salée, et mêlée à une sorte d'écume
blanchâtre. Cette matière, qui devient plus épaisse et
plus abondante de jour en jour, est filante et visqueuse.
A une époque plus avancée de la maladie, l'expectoration diminue de quantité, mais sa consistance augmente. Quand l'affection est arrivée à sa dernière période, les crachats sont blancs, jaunes ou verdâtres ;
par leur cohérence, ils restent distincts dans le vase où
ils sont rejetés ; ils adhèrent à ses parois ou nagent
sur une mucosité plus ou moins trouble. L'appétit est
nul, la langue saburrale, la bouche pâteuse, la soif peu
vive en général ; le pouls est fréquent, la peau chaude

et halitueuse, l'urine rare et de couleur foncée, jumen-
teuse, selon l'expression consacrée, et contient du
phosphate de chaux en grande proportion.

. Le matin, après une série de quintes, l'expectoration a lieu, les crachats sont très-épais et sans visco-
sités.

Dans la bronchite chronique très-ancienne, il n'existe
ordinairement aucune douleur de poitrine. La respiration est assez libre au repos ; cependant quelques
malades éprouvent une dyspnée habituelle, qui augmente par l'exercice et se montre quelquefois sous
forme d'accès semblables à ceux qu'on remarque dans
l'asthme. Cette gêne de la respiration résulte de
l'épaisissement de la muqueuse bronchique ou de la
dilatation des bronches elles-mêmes.

A ces symptômes nous joindrons ceux qui sont fournis par l'examen de la poitrine. Ils sont généralement
négligés par la plupart des médecins, et cependant
ils ont, au point de vue du diagnostic différentiel, une
très-grande importance. Lorsqu'on percute la poitrine
d'une personne atteinte d'oppression et de toux, et
que le son est rendu clair, quoique le phénomène soit
négatif, il n'en constitue pas moins un signe essentiel.
On sait alors que la bronchite est dénuée de compli-
cation et qu'on n'a à redouter ni pneumonie, ni
phthisie intercurrentes. Si l'on vient à appliquer l'o-
reille sur le thorax, avec ou sans stéthoscope, on per-

çoit des modifications dans le bruit que produit l'air
en traversant les conduits bronchiques.

Au début de la maladie, on entend quelquefois un
râle sonore, grave, plus rarement un râle sibilant.
Lorsque l'exhalation pulmonaire, d'abord supprimée,
se rétablit et augmente, le râle prend peu à peu le
caractère que Laennec a décrit sous le nom de râle
muqueux, et qui semble résulter du déplacement des
mucosités par la colonne d'air inspirée et expirée; il
est souvent accompagné de râle sibilant, et quelquefois de rhonchus grave.

Le murmure vésiculaire s'entend encore ; mais il
offre maintes fois moins d'intensité que dans l'état
normal, il est même masqué dans différents points.
en vertu de l'occlusion passagère des bronches par
les crachats. Mais dès que ceux-ci sont déplacés, soit
spontanément, soit après des efforts de toux, le bruit
respiratoire reparaît.

Lorsque la mort survient dans le cours d'une bronchite aiguë ou chronique, elle résulte toujours de ce
que la phlegmasie s'est propagée aux petites ramifications des bronches (bronchite capillaire), ou parenchyme pulmonaire (pneumonie), ou bien encore lorsque
les forces ne suffisent plus pour expulser les mucosités,
ces dernières s'accumulent dans l'arbre aérien, font
obstacle à l'entrée de l'air et déterminent la mort par
asphyxie.

A l'ouverture du corps des personnes qui succombent à cette maladie, on trouve la muqueuse bronchique d'un rouge plus ou moins prononcé, disposé par plaques, par points, par zones ou par arborisations; cette rougeur se montre tantôt dans les grosses bronches, tantôt dans les ramuscules seulement. La membrane muqueuse est souvent épaissie, particulièrement dans les petites divisions; souvent elle est ramollie et grenue.

DIAGNOSTIC. — Il est quelquefois bien difficile d'établir le diagnostic de la bronchite chronique. La durée seule de la maladie peut permettre de distinguer la bronchite d'avec la dernière période de la bronchite aiguë. Dans l'un et l'autre, le mouvement fébrile, la nature de l'expectoration, sont identiquement les mêmes, l'âge seul de la maladie est différent.

Lorsque les bronches sont oblitérées, la respiration est suspendue dans une certaine étendue du poumon : on pourrait croire alors à l'existence d'un épanchement pleurétique; mais la percussion, qui donne un son clair dans la bronchite avec oblitération des bronches, donnera un son mat dans la pleurésie, qui présentera, en outre de l'égophonie, une respiration bronchique et l'augmentation de volume du côté malade de la poitrine.

Si la dilatation des bronches complique la bronchite,

les signes sont du gargouillement, du souffle caverneux, de la pectoriloquie, tous phénomènes qu'on rencontre lorsque le poumon présente des excavations tuberculeuses. Mais ici encore, la percussion acquiert une valeur de diagnostic très-importante : en effet, dans la phthisie, le mode d'exploration donnera un son mat ou le bruit d'un pot fêlé ; tandis que le son restera clair ou peu obscurci, au niveau de la dilatation bronchique, parce que le parenchyme pulmonaire qui l'entoure ne sera pas induré par la présence de tubercules.

Enfin l'hémoptysie ne précède jamais la bronchite, tandis que dans la phthisie elle se montre presque constamment.

TRAITEMENT. — A chaque maladie il faut une médication spéciale, et tant que l'indication n'est pas remplie, la résistance morbide est inévitable. Cet axiome peut surtout s'appliquer à la bronchite chronique, qui est considérée, à juste titre, par les malades et les médecins, comme une affection rebelle aux moyens ordinaires.

Guidé par les idées théoriques que j'ai émises pages 12 et 26, je devais essayer dans la bronchite chronique le traitement qui me fournissait de si bons résultats dans la phthisie pulmonaire (1).

(1) Voyez pour le traitement, p. 72.

Les observations que je donne à la fin de ce travail auront plus de poids dans l'esprit de mes lecteurs que tout ce que je pourrais dire sur ce sujet.

Les eaux minérales, prises concurremment avec la poudre salino-calcaire, produisent d'excellents effets. Les eaux les plus efficaces sont celles de Bonnes, de Cauterets, d'Amélie-les-Bains, du Vernet, d'Allevard et du Mont-Dore, en France; d'Ems, de Francesbad, de Soden, de Weilbach, en Allemagne; de Peuti-couse, en Espagne.

———

Cette brochure étant destinée à vulgariser la partie essentielle de mon nouveau traitement, un livre volumineux ne remplirait pas mon but; c'est ce qui explique pourquoi je passe sous silence des questions d'hygiène très-importantes.

Dans les consultations qu'on veut bien me demander, les prescriptions hygiéniques sont toujours indiquées d'une manière spéciale.

OBSERVATIONS

Pour éviter aux personnes qui m'adressent des observations les ennuis d'une correspondance souvent considérable, je n'emploierai, dans cette nouvelle édition, que les initiales de leur nom.

On pourra toujours constater chez moi l'authenticité des lettres que je publie.

« Monsieur le docteur Servaux,

» Il me reste maintenant à faire l'éloge de vos médicaments; ils ont opéré chez moi un changement qui a surpris les médecins qui m'avaient soigné l'hiver dernier.

» Je me porte aujourd'hui à merveille; le liséré gingival a entièrement disparu, et je n'ai pas vu de crachats sanguinolents depuis que j'ai commencé les

remèdes que m'avait indiqués M. le docteur Jules
Boyer.

» La toux et l'irritation que j'éprouvais constamment dans le larynx n'existent plus.

» Je vous suis bien reconnaissant de m'avoir procuré une guérison que trois médecins des environs
de Drain n'ont pu trouver.

» B.,

» A Drain (Maine-et-Loire). »

« MONSIEUR LE DOCTEUR SERVAUX,

» J'ai suivi le traitement du docteur Jules Boyer
pendant sept mois ; le bon effet qu'il a produit en moi
est incroyable : des forces me sont revenues aussitôt
après avoir commencé ce traitement, et avec lui les
symptômes de la phthisie ont disparu.

» J. D.,

» A Leschersins (Savoie). »

» MONSIEUR LE DOCTEUR SERVAUX,

» Le traitement du docteur Jules Boyer a produit
sur ma femme un effet merveilleux : condamnée comme

90 OBSERVATIONS.

poitrinaire au second degré par plusieurs médecins de Saint-Quentin et de Paris, elle jouit, depuis qu'elle suit votre traitement, d'une santé admirable.

» M. R.,

» A Omissy (près Saint-Quentin). »

———

« Monsieur le docteur Boyer,

» J'ai employé deux fois avec succès votre traitement (poudre salino-calcaire, etc.) ; je la fais prendre en ce moment à un jeune ecclésiastique, etc.

» M. T.,

» A Levignac (Haute-Garonne). »

———

« Monsieur le docteur Servaux,

» Notre malade, pour lequel je demandais à la fin d'octobre dernier le traitement du docteur Boyer, va bien mieux.

» Son père est tout joyeux dans l'espérance de le conserver, et j'ai moi-même, je vous l'assure, un grand espoir de guérison.

» La physionomie du malade est meilleure, l'appétit

augmente, la toux s'est bien affaiblie; il dort d'un bon sommeil nullement dérangé par les accès de toux, etc.

» P. C.,

» Aux Roches de Condrieux (Jura), 1873. »

« MONSIEUR LE DOCTEUR BOYER,

» Le 28 janvier, le médecin a constaté une congestion très-prononcée du poumon *gauche*, accompagnée de pleurésie; l'enfant était essoufflé et accablé par une fièvre continue; on lui a appliqué deux vésicatoires à quarante-huit heures de distance, dans le dos; ils ont produit un heureux effet; on leur a substitué des frictions d'iode. Le mal a paru conjuré; néanmoins, comme mon fils avait dépéri d'une manière considérable, qu'il était très-faible et qu'il toussait toujours, j'ai décidé (d'accord avec votre confrère) d'employer vos poudres. Le 11 février mon enfant a commencé le traitement.

» Le premier flacon a été fini le 25 de ce mois; j'ai administré le remède à la dose de deux cuillerées à café de poudre dans de l'eau sucrée additionnée d'eau de laurier-cerise; depuis ce moment, le petit malade va beaucoup mieux, la toux a complétement disparu, les forces sont revenues avec l'appétit, et il est aujourd'hui en pleine convalescence.

» H. DE B.,

» A Bordeaux (mars 1872). »

« Conformément à vos ordres, j'ai continué l'usage des poudres ; mon fils ne tousse plus, il y a mieux, nous avons commencé à le faire sortir à pied depuis huit jours.

» Cette promenade quotidienne d'une heure et demie à deux heures n'a amené aucun retour de la toux ; je dois ajouter que l'état de mon enfant est excellent ; jamais je ne lui ai vu un teint aussi bon, une activité aussi grande ; ses forces se sont développées, la maigreur a fait place à un certain embonpoint, etc.

» H. DE B.,

» A Bordeaux (mai 1872). »

« Ci-inclus, je vous remets une lettre que m'a écrite hier un de vos anciens malades, guéri complétement par vos soins ; il m'adresse avec confiance à

vous, pour que vous vouliez bien en faire autant pour
moi, en cas où cela serait possible ?

» A. P.,

» Rouen (mai 1872). »

« MONSIEUR LE DOCTEUR BOYER,

» C'est une famille tout entière dans la désolation
qui s'adresse à vous : la guérison presque miraculeuse
d'un de mes confrères, M. V..., atteint d'une phthisie
pulmonaire, me fait recourir à votre expérience avec
la plus grande confiance, etc.

» M. B.,

» A, Plombières. »

« MONSIEUR LE DOCTEUR SERVAUX,

» Je viens vous rendre compte de l'état dans lequel
je me trouve après avoir suivi rigoureusement votre
traitement depuis le 10 janvier.

» A ma grande surprise mon médecin m'a déclaré
trouver un grand changement dans ma poitrine ; il
m'a ausculté assez longuement et a pu constater la
disparition presque complète des râlements qui se produisaient à la partie inférieure du poumon gauche, etc.

» M. A. S.,

» A Lisieux. »

« Paris, 10 février 1874.

» Je suis heureux d'affirmer que depuis le mois de
juillet dernier que je suis le traitement salino-calcaire, avec le concours éclairé du docteur Servaux, je
vais très-bien.

» Depuis sept ans, je souffrais d'une bronchite
chronique, et j'avais fréquemment des oppressions
terribles où je craignais d'étouffer.

» Avec ce traitement providentiel, les oppressions
ont presque entièrement disparu et j'éprouve un
mieux général.

» ACHILLE JULIENNE.

« 10, rue Oberkampf. »

« MONSIEUR LE DOCTEUR JULES BOYER,

» Ma femme, atteinte de phthisie pulmonaire, me
donnait, depuis trois mois, les plus sérieuses inquiétudes. C'est au mois d'août dernier que la maladie
s'est déclarée; une toux sèche, qui s'accentuait tous
les jours, des sueurs nocturnes, surtout le matin, une
fièvre presque continue; d'abord quelques crachats
de sang, ensuite une hémorrhagie pulmonaire d'au
moins un verre et demi. Tous ces symptômes effrayants
n'ont pu être prévenus par les deux médecins que j'ai

consultés. Les pilules de Churchill ou hypophosphites
de quinine, l'huile de foie de morue, deux cautères
sur la partie affectée, les sirops pectoraux n'enrayaient
pas le mal. En désespoir de cause, ayant entendu
parler de votre brochure sur la phthisie pulmonaire,
je me suis empressé de la demander à votre éditeur
M. Delahaye. Après la lecture de votre ouvrage, j'ai
été convaincu, et, à l'insu de mes médecins, j'ai immédiatement fait commencer votre traitement à ma
chère malade.

» Au bout de huit jours au plus, votre poudre salino-
calcaire avait produit effet. Plus de sueurs nocturnes,
plus de fièvre, appétit et mine revenus. La malade se
lève et commence à travailler. La toux, au lieu d'être
persistante comme autrefois, ne se fait sentir maintenant que le matin, mais elle n'est rien, ainsi que
les crachats, comparativement au début de la maladie.

» Par l'auscultation, les médecins constatent que le
poumon gauche, qui était du reste le seul affecté, à
sa partie supérieure, va de mieux en mieux ; — mais
évidemment cette amélioration, qu'ils constatent
avec plaisir, n'est due, je l'affirme, qu'à votre traitement.

» Agréez donc, Monsieur, mes sincères et res-
pectueux hommages, et toute l'expression de ma
profonde reconnaissance, pour le service que votre

dévouement et votre science m'ont rendu, en ramenant
à la vie ma jeune épouse. »

» L. C.,

» A Montluçon (Allier). »

—————————

« Dans le courant du mois d'avril 1863, à la suite
d'un refroidissement, je fus pris d'une toux qui aug-
mentait de jour en jour. Dans le mois de mai, j'avais
des frissons dans les épaules et presque par tout le
corps, suivis quelques instants après de bouffées de
chaleur difficiles à supporter, et le froid me reprenait
aussitôt. La toux était tellement violente, qu'elle
m'avait occasionné une douleur dans le dos au-dessous de l'épaule gauche ; ma respiration était gênée,
je ne pouvais plus reprendre haleine pour tousser. Je
fus obligé de me mettre au lit le 28 mai.

» Le médecin que je fis appeler certifia que j'étais
atteint d'une bronchite chronique, et que cette maladie
exigeait un traitement sérieux.

» Il me traita pendant six semaines ; la maladie se
porta dans le côté droit et la gorge jusqu'au milieu de la poitrine. Malgré ses soins, les médicaments
qu'il m'ordonnait augmentaient ma maladie. Je voyais
bien qu'il ne tenait plus à venir me voir ; le 15 juillet,
il se fit demander trois fois. — Je lui dis que je ne
dormais pas la nuit et que je toussais continuelle-

ment ; il m'ordonna un sirop pour me calmer la toux et me faire dormir. J'en pris trois cuillerées qui m'occasionnèrent des quintes de toux et des vomissements, et je ne voulus pas aller plus loin.

» J'étais arrivé au bout de mes forces, et la maladie faisait toujours des progrès : je ne pouvais plus me tenir debout ni même prendre une cuillerée de bouillon ; lorsque je voulais en prendre, je toussais et tout revenait.

» Je me trouvais dans cette pénible situation, lorsque j'eus connaissance de votre brochure. Je fis prendre, le 31 juillet, chez M. le docteur Servaux, les médicaments nécessaires pour suivre un traitement d'un mois.

» Je l'ai commencé le 1er août dans l'après-midi : j'ai pris, dans un demi-verre d'eau sucrée, une cuillerée de café de poudre salino-calcaire avec addition d'une cuillerée à café d'eau distillée de laurier-cerise. Le soir, dès que j'ai été couché, je me suis réveillé à deux heures du matin, j'ai toussé et craché très-librement, puis je me suis rendormi pour ne me réveiller qu'à huit heures. — Au bout de trois ou quatre jours, la toux avait diminué des deux dixièmes ; l'appétit me revint aussitôt ; j'aurais bien mangé à chaque instant, et rien ne me faisait mal.

» Pendant le cours du mois de septembre, il y a eu encore beaucoup d'amélioration, et le râle que j'avais

BOYER.   7

depuis le début de ma maladie dans la gorge et dans
la poitrine a complétement disparu.

» Voilà le troisième mois que je suis votre traitement; j'ai repris de l'embonpoint et j'ai bon appétit.
S'il n'était encore un peu de toux et un peu d'enrouement, je serais tout à fait guéri.

> » B. D., âgé de trente ans,
> » A Tourlaville. »

« Confiant dans votre expérience et votre loyauté,
je n'hésite point à faire entreprendre à ma fille le
traitement si rationnel que vous prescrivez.

» Ma fille, âgée de vingt-trois ans et atteinte de
phthisie pulmonaire, état qui ne laisse aucun doute
au médecin expérimenté qui l'a soignée jusqu'à ce
jour, et qui a constaté par l'auscultation, il y a deux
ans, l'existence de tubercules dans le poumon. Il y a
trois ans, sa santé a commencé à s'altérer; il se dé-
clara une toux sèche à laquelle on fit d'abord peu
d'attention, l'attribuant à un rhume, qui fut néanmoins soigné régulièrement avec du lait, du sirop et
des tisanes calmantes. Cet état dura environ un an
sans obtenir d'amélioration : persistance de la toux,
expectoration abondante, crachats jaunes verdâtres;
ses forces diminuaient chaque jour ; sa figure était
pâle, amaigrie, ses yeux caves, les pommettes rouges ;

elle éprouvait une lassitude générale, de la fièvre vers le soir, des sueurs assez abondantes la nuit, et surtout le matin. Puis apparurent des crises de toux durant environ dix minutes, dont les efforts produisaient même des vomissements : avec cela, une oppression continuelle, des montées vers la gorge avec picotements, la parole enrouée, des maux de tête très-fréquents, le sommeil très-agité.

» Le médecin, après avoir constaté que la phthisie était bien caractérisée, ordonna, sans succès, les Eaux-Bonnes, l'huile de foie de morue, l'eau de goudron, le lait d'ânesse, les pilules de digitale avec opium, le sirop de séve de pin, etc. . . . .

» . . . . . Bien que dix-sept jours seulement se soient écoulés depuis le commencement du traitement (poudre salino-calcaire, eau distillée de laurier-cerise, mixture noire), je remarque un mieux général dans l'état de ma fille. Elle se sent un peu plus de force. Sa figure est moins pâle et se remplit, le sommeil est plus paisible ; elle mange avec beaucoup d'appétit. Après trois ou quatre jours de votre médication, la fièvre a entièrement disparu. Quant aux crises de toux, elles existent encore, mais avec moins d'intensité, durent moins longtemps, et sont moins fréquentes. Les crachats sont blancs et liquides, etc.

» D. R...,

» Négociant à Bordeaux. »

« J'ai commencé votre traitement dimanche dernier, 25 septembre. — J'observe fidèlement les conseils que vous m'avez donnés par votre honorée lettre du 11 septembre.

» Après huit jours de traitement, j'ai senti un mieux général. Avant de prendre votre poudre, toutes les nuits je devais changer de flanelle et de linge, tellement la transpiration était abondante. Dès le premier paquet que j'ai pris, les sueurs ont beaucoup diminué, maintenant je transpire encore un peu, surtout de la tête et du haut de la poitrine; mais il n'y a pas de comparaison avec les sueurs que j'avais ci-devant.

» La toux va beaucoup mieux; je ne ressens plus les quintes qui m'étouffaient.

» L'expectoration décroît sensiblement; la fièvre a disparu aussi. — Je ne ressens plus qu'une légère chaleur à la tête après mon dîner. . . . .

» Depuis que je prends vos médicaments, monsieur, ma figure se remplit et l'amaigrissement du corps s'est arrêté. J'ai oublié de vous dire que depuis le mois de juillet, j'avais maigri de 15 kilogrammes.

» Mon médecin, ou plutôt mon ami, m'a ausculté hier (15 octobre), et il m'a dit qu'il trouvait qu'un grand changement s'était opéré en moi. »

« 14 novembre 1864,

« . . . . . Je suis heureux de vous apprendre que,
grâce à votre bonne méthode, le mieux qui s'était
manifesté dans l'état de ma santé augmente de jour
en jour. Mon médecin m'a ausculté il y a quelques
jours, et a trouvé la poitrine dans un état très-satis-
faisant.

» Je vous autorise, monsieur, à faire l'usage qu'il
vous plaira de mes lettres, vous ne pouvez certes donner assez de publicité à votre méthode.

» C'est un service que vous rendez à l'humanité.

» Mʳ P. D.,

» A Bruxelles. »

« Atteint d'une bronchite chronique depuis le 20
mai 1863, j'ai été traité par quatre médecins de Cher-
bourg. Deux ont renoncé à venir me voir, disant qu'il
n'y avait rien à faire à ma maladie ; et j'ai cessé de
me faire traiter par les deux autres, voyant que les
médicaments qu'ils m'ordonnaient aggravaient ma
position au lieu de l'améliorer. Du 1ᵉʳ au 15 août, je
n'ai plus suivi de traitement. Je toussais beaucoup, je
vomissais et je crachais le sang. J'étais dans cette
triste position lorsque j'appris qu'un nommé D......,
atteint de la même maladie, suivait votre traitement
et se trouvait beaucoup mieux.

» Je fis venir des médicaments ; j'ai commencé
votre traitement le 17 août, et depuis cette époque
je n'ai plus souffert du tout ; la toux a été complètement arrêtée, ainsi que les vomissements et crachements de sang, et je puis dire que maintenant je suis
complétement guéri.

» Je vais reprendre mes occupations journalières
vers le commencement de la semaine prochaine.

» J'ai l'honneur d'être, etc.

                              » Le B. M.,
                          » A Cherbourg. »

« J'ai commencé votre médication le 7 du mois de
juin, et, dès les premières gorgées, la poitrine s'est
dilatée et j'ai respiré plus librement et avec plus de
facilité. Ce mieux notable, tant à l'égard de la bronchite que de l'asthme, s'est prolongé sans interrup-
tion jusqu'au 11 juillet, époque où je me suis invo-
lontairement trouvé un instant exposé à un courant
d'air. Il en est résulté une diminution dans le mieux
et un peu d'oppression par suite de mouvements
obligés. Les journées, toutefois, n'étaient pas du tout
mauvaises, les expectorations étaient plus rares, plus
transparentes et d'une meilleure nature, et j'avais
plus de force pour les expulser. . . . .

                    » Le chevalier des O.,
                 » Au Moulinet, par Sens. »

» Le 6 juillet, j'ai commencé votre traitement pour
une bronchite chronique compliquée d'hémoptysie et
de sueurs; au bout d'un mois, le repos m'est revenu,
l'embonpoint aussi : jamais je n'ai eu autant d'appétit
que maintenant. . . . .

» R.,
» Maire de T... »

_____

« J'ai essayé votre traitement sur ma femme, qui est
âgée de vingt-quatre ans, et qui est gravement malade
depuis un an. J'ai lieu de croire que l'affection date
de bien loin.

» Les effets ne se firent pas attendre : au bout d'une
quinzaine, la toux avait pour ainsi dire complétement
cessé ; l'amaigrissement s'arrêtait comme par enchantement, ainsi que le cortége de maux de poitrine que
vous décrivez dans votre brochure. — Le flacon est à
peine aux trois quarts ; le mieux se soutient, et la
malade espère. — La guérison morale n'est pas celle
que j'apprécie le moins. . . . .

» D.,
» A Lyon. »

_____

« Depuis dix-huit jours que je suis votre traitement
de la bronchite par la poudre salino-calcaire et la
poudre contre les sueurs, j'ai vu combien ce traitement

avait été favorable au rétablissement de madame D...;
j'espère pour moi le même résultat. Je me trouve
déjà mieux : je tousse et crache moins, et puis je re-
pose bien la nuit ; les douleurs que j'avais dans les
épaules sont beaucoup moins fortes.

» Depuis quatre mois que je suis malade, le médecin que j'ai consulté m'a donné toutes sortes de remèdes : emplâtres arrosés d'huile de croton, huile
de foie de morue, sirop iodo-tannique, tisane de
dattes et de jujubes; tout cela ne m'a presque rien
fait. Il m'a dit que j'avais le poumon droit malade,
ce que je sens bien.

» J'étais profondément lasse de tout cela, lorsque
le hasard m'a fait connaître votre traitement. Comme
je vous le disais, monsieur, je m'en trouve bien et
veux le suivre bien exactement. . . . .

» Mme M.,
» A Lyon. »

« . . . La religieuse pour laquelle je vous ai demandé votre traitement avait été traitée comme poitrinaire par plusieurs médecins. Au moment où elle
finissait son traitement, un de nos bons médecins,
M. Flaubert (de Rouen), constatait qu'elle n'avait pas
la poitrine malade.

» De deux choses l'une : ou les premiers médecins

se sont trompés, ou votre traitement a enrayé la maladie.

» **L.,**

» Curé doyen de N. »

« . . . Quant à moi, je ne trouve pas d'expression assez sentie pour vous remercier du soulagement que vous m'avez procuré.

» Mes crachats sont un peu moins épais, j'ai du repos et un peu de force; seulement je ressens des points un peu partout et de la chaleur dans le haut de la poitrine et du dos.

» **Ve E.,**

» A Saint-Quentin. »

« Voilà neuf jours que je suis votre traitement, et je me trouve beaucoup mieux. L'oppression a énormément diminué, et la toux, quoique assez fréquente, est plus grasse et l'expectoration est abondante et facile.

» Vos remèdes m'ayant déjà soulagé, j'ai hâte de les continuer.

» **L. C.,**

» A Nice. »

« . . . Tous nos autres malades vont bien ; plusieurs étaient condamnés ; maintenant on les voit re-

vivre : ils sont heureux et nous espérons qu'ils se
guériront, puisque le mieux augmente assez visible-
ment.

» Sœur Joseph,
» Hospice de B... »

« Votre poudre salino-calcaire est un de ces remèdes vraiment bénis. — Une de mes paroissiennes,
femme de trente-six ans, était atteinte de phthisie
pulmonaire. Au dire des médecins, elle avait déjà
craché son poumon droit ; quant au second, il se ra-
mollissait ; la mort était donc prochaine. En qualité
de pasteur, je lui ai conseillé de prendre votre poudre
et, aujourd'hui, cette malade se lève deux heures par
jour. Grand repos la nuit ; bon appétit ; digestion
facile.

» L'abbé L.,
» Curé de T... (Moselle). »

« Monsieur Servaux, pharmacien,

» Notre pauvre malade paraît commencer à éprou-
ver l'influence salutaire du traitement du docteur
Jules Boyer. La poudre contre les sueurs a produit un
effet merveilleux. L'appétit semble aussi se réveiller ;
la toux diminue et le malaise général en même temps.
Nous commençons de nouveau à espérer.

» Un autre membre de la famille, qui avait un rhume opiniâtre depuis trois mois, et qui, sentant la poitrine fatiguée, a fait usage de la poudre salino-calcaire et s'en est bien trouvé.

» M. le docteur qui traite notre malade, m'a dit tout récemment qu'il allait appliquer le traitement du docteur Jules Boyer à d'autres malades.

» S.,

» Propriétaire à la Borie (Aveyron). »

« Je viens vous donner connaissance du résultat de vos médicaments. Après un mois de traitement, c'était miracle chez moi : les sueurs nocturnes, la toux, le râlement et toutes douleurs avaient disparu.

» Toute ma petite famille se joint à moi pour vous remercier du grand soulagement que j'éprouve.

» L.,

» Employé au chemin de fer de l'Est. »

« Je m'empresse de vous faire part du résultat de votre traitement. Depuis près d'un mois que je l'ai commencé, j'éprouve un grand soulagement et j'espère me guérir complétement.

» Depuis dix ans que je suis atteinte d'une bron-chite chronique, j'ai vu nombre de médecins, qui tous n'ont rien fait pour me soulager.

» Je ne tousse plus ou presque plus. L'expectoration qui était si abondante a disparu ; sauf quelques oppressions légères, je me croirais déjà guérie.

» J'ai bon appétit, je dors bien ; car je passais souvent des nuits entières assise sur mon lit, au point que mon coude gauche avait pris une peau très-dure.

» Recevez mes remercîments pour le bien que vous m'avez procuré.

» Mme S.,

» A Chateldon (Puy-de-Dôme). »

« MONSIEUR LE DOCTEUR SERVAUX, pharmacien,

» Il y a deux ou trois ans que je m'adressai à vous pour la première fois, pour vous demander le remède du docteur Jules Boyer, et vous m'en envoyâtes pour deux personnes.

» La première était une jeune fille, qui avait été condamnée par deux médecins qui avaient, comme à peu près tous nos médecins de campagne, constaté la présence de la maladie et proclamé l'inutilité des remèdes. Aujourd'hui, après avoir suivi le traitement pendant deux mois, elle se porte bien ; et, certainement, sans le remède du docteur Jules Boyer, elle serait enterrée depuis au moins deux ans.

» La seconde personne est un jeune homme chez lequel l'efficacité de ces mêmes remèdes engage et

engagera certainement bien des personnes à y recourir ; car, dans mon pays, je ne sais pourquoi, la
maladie de poitrine est si fréquente que, depuis sept
ans que je suis dans ma paroisse, j'en ai vu mourir
au moins trente de cette affection.

» L'ABBÉ B.,
» Curé de M... (Isère). »

« Un ecclésiastique, atteint depuis trois ans d'une
phthisie de la gorge, a été complétement guéri en
suivant votre traitement.

» Encouragé par la guérison de cette personne, et
pressé par elle d'user de votre médication, je viens
vous prier de vouloir me faire parvenir une consultation.

» Je suis atteint, depuis deux ans, d'une bronchite
chronique, etc...

« L'ABBÉ EUGÈNE T...
» Marseille. »

« Atteint, depuis longues années, d'une terrible
affection de poitrine, je suis aujourd'hui énormément
mieux, quoique je ne sois qu'à mon deuxième mois de
traitement. Je commence à revivre.

» M. B...,
» Instituteur (Morbihan). »

« Le 1er janvier 1865, je fus pris d'un rhume qui, au bout de quelques jours, me donna des inquiétudes. Je fus trouver mon médecin qui me dit que c'était un rhume de saison. Il me fit prendre quelques tisanes et me recommanda de me tenir chaudement. Je fis ce qu'il me dit; mais, au bout d'un mois, voyant qu'il n'y avait pas de changement, je continuai mon service de chef d'octroi. Je retournai voir mon médecin, qui m'ordonna de la gelée de mousse perlée ; j'en ai peut-être bien avalé 2 kilogrammes ; enfin, je languis comme cela jusqu'au 19 avril, toujours toussant, me sentant faillir de jour en jour, suant toutes les nuits, surtout le matin. Enfin, le 20 je crachais le sang.

» Le docteur, que je fis appeler, s'aperçut seulement alors que c'était sérieux, et que la bronchite était compliquée d'hémoptysie pulmonaire. Il me fit prendre force eau hémostatique, potion au kermès, vésicatoire sur la poitrine, etc., etc. Quand je pus un peu manger, tout ce que je prenais, je le prenais froid. Je crachai le sang pendant huit jours (12 ou 15 gorgées).

» Je restai deux mois dans cet état : toujours toussant, crachant beaucoup et fortement oppressé.

» Ne voyant aucun changement dans ma position, le médecin me proposa l'air de la campagne. Je partis le 24 juin pour Deyvilliers.

» Me sentant fort, ou du moins le croyant, je fis

quelques promenades. Le 5 juillet, j'eus une forte
quinte de toux qui amena de nouveau les crachements
de sang. On employa les mêmes prescriptions que la
première fois : mais au lieu d'en obtenir de bons résultats, les liquides déterminèrent chez moi une disposition continuelle à la toux. Au lieu d'une ou deux
quintes par jour, j'en avais sept ou huit, et, depuis
le 8 jusqu'au 11, je ne cessai plus de cracher le sang
nuit et jour. Enfin, j'en étais réduit à l'extrémité : je
m'en allai.

» Tout ce qui précède est pour vous faire voir,
monsieur le docteur, à quel point j'en étais arrivé.

» Mais ô bonheur ! je vis l'annonce de votre brochure dans un journal, je la fis venir, je la lus attentivement, et je reconnus là tous les symtômes de ma
maladie, depuis le commencement jusqu'à la fin. Le
lendemain, je faisais venir vos médicaments pour un
mois de traitement.

» Je commençai l'administration de vos médicaments le 12, et, dès les premières doses, la toux dis-
parut et les crachements de sang cessèrent : j'éprouvais un mieux notable et aujourd'hui, au bout de dix
jours de traitement, je puis déjà vous écrire, assis
sur mon lit. Je vais continuer religieusement pendant
plusieurs mois encore. Aujourd'hui, je puis dire que
je suis en bonne voie, sauf un peu d'oppression le
soir.

» Mon revirement à la santé a tellement étonné tout le monde que, pour peu que les habitants eussent été excités, ils auraient crié au miracle. Effectivement, c'est vraiment miraculeux.

» Depuis que je suis en bonne voie de guérison, et que c'est par suite de vos médicaments, plus de quinze personnes m'ont déjà demandé votre brochure.

» Faites de ma lettre ce que bon vous semblera ; quant à moi, je ne pourrai trop préconiser une méthode qui produit des effets aussi satisfaisants.

» M. M...,

» A D .. (Vosges). »

« M. S..., receveur des contributions indirectes, près Strasbourg, m'a donné votre adresse en me disant que vos remèdes l'avaient sauvé, alors que les médecins avaient dit qu'il ne vivrait plus huit jours. Il y a de cela quatre ans. Je profite de l'heureux hasard qui m'a fait connaître votre adresse pour vous prier de me donner une consultation.

» R...,

» A Strasbourg. »

« Saint-Nazaire, 15 août 1867.

» Ma femme était atteinte de phthisie pulmonaire au dernier degré; les médecins qui la soignaient désespéraient d'elle, et, malgré tous les traitements employés, la maigreur était effrayante. Elle toussait et crachait jour et nuit ; elle était alitée depuis plusieurs mois, lorsque, en désespoir de cause, nous employâmes votre traitement, que nous fûmes assez heureux de trouver à la Havane, chez MM. Sara et Catala pharmaciens. — Après un mois et demi de ce traitement, ma femme était en si bonne voie de guérison, que son médecin, M. le docteur Julian Galuso, lui ordonna de venir en Europe et de vous consulter sur sa position.

» Aujourd'hui, grâce à vos bons soins, nous repartons pour la Havane, et je vous écris de Saint-Nazaire au moment de nous embarquer, pour vous remercier de m'avoir conservé mon épouse qui ne s'est jamais mieux portée.

» L. M. José,
» Négociant à la Havane. »

« Depuis deux ans que je suis atteint d'une bronchite chronique, j'ai déjà suivi plusieurs traitements, et aucun ne m'a produit de si bons effets que le vôtre en si peu de temps.

» Depuis que je prends la poudre salino-calcaire, j'ai éprouvé un mieux notable. En premier lieu, je n'ai plus de râle dans la poitrine en dormant ; je ne tousse plus autant· mes crachats, d'épais qu'ils étaient, sont devenus clairs ; l'appétit est meilleur, le teint plus frais. En un mot, il y a un mieux notable.

» M. L. LÆDERICH,
» A Barcelone (Espagne). »

« Aujourd'hui, mon quatrième mois est écoulé ; je viens de me peser, j'ai trouvé 1ᵏ,50 de bénéfice pour le mois. Je ne tousse plus guère et me sens la poitrine bien débarrassée. Seulement il me reste un essoufflement lorsque je marche un peu vite ou que je veux faire quelque chose de fatigant.

» En somme, je suis réellement bien, et je crois à ma guérison. S'il y a quelque changement à faire dans mon traitement, dites-le-moi, et soyez sûr que je n'y dérogerai en rien.

» M. M...,
» A Rotencourt (Vosges). »

« Après avoir obtenu les plus heureux résultats de l'emploi de la poudre salino-calcaire, permettez-moi d'en compléter les succès en vous priant de vouloir bien m'aider de vos conseils.

» Ma bronchite avait résisté aux pectoraux, à l'application de vésicatoires sur la nuque, la poitrine et entre les deux épaules. A cette première période ont succédé divers traitements, entre autres l'emploi de

solutions arsenicales et deux saisons passées aux eaux
de Cauterets, qui n'ont amené que de très-médiocres
modifications dans mon état.

» Je puis considérer les effets obtenus par votre
traitement comme une véritable guérison,

» M. H. DE L...,

» A Bordeaux. »

« A MONSIEUR LE DOCTEUR SERVAUX, pharmacien.

» Vous devez vous rappeler que, l'année dernière,
je vous avais prié de m'envoyer un flacon de poudre
salino-calcaire, etc., du docteur Jules Boyer, pour
des malades de ma paroisse. Ce remède a été vraiment merveilleux. Une de ces malades est totalement
guérie, quoiqu'elle eût la poitrine complétement
attaquée. Je viens donc, monsieur le docteur, vous
prier de vouloir bien m'expédier encore le remède
(traitement pour un mois).

» M. L'ABBÉ V...,

» A M... (Puy-de-Dôme). »

« Je ne saurais résister au désir de mettre un *post-
scriptum* pour vous annoncer que votre méthode,
jusqu'à ce jour totalement inconnue dans notre ville,
commence à y attirer l'attention. La guérison que vous
avez obtenue chez le malade au sujet duquel je vous

entretiens, et qui compte parmi les principaux de
l'endroit, excite l'étonnement de ceux qui le connais-
sent. On s'informe à l'envi de ce système que nos
médecins ignorent.

» Ainsi aujourd'hui, nous avons eu la visite d'un
praticien de Paris, appelé ici afin de soigner le fils
d'un de nos voisins, gravement affecté de la poitrine.
Ce docteur, en compagnie du père de son malade,
qu'il traite d'une façon diamétralement opposée à la
vôtre, est venu demander des explications sur l'état
de santé de votre client, et sur les remèdes que vous
lui faites prendre.

» Il a emporté votre brochure qu'il veut étudier.
De tout ceci, nous conjecturons que votre excellent
système ralliera bientôt de nombreux partisans. Ce
vous sera un honneur bien mérité.

» M. LE COMTE DE L...,
» A Mons (Belgique). »

« MONSIEUR SERVAUX, pharmacien,

» Je suis heureux de vous annoncer que la poudre
salino-calcaire du docteur Jules Boyer produit un
excellent effet, et que la malade se trouve en voie de
guérison.

» THIBAUT,
» Pharmacien de 1re classe, à Dunkerque. »

« Rouen, 3 mai 1864.

» ... Je suis heureux de pouvoir vous annoncer que plusieurs de mes amis que je vous ai envoyés sont aujourd'hui guéris.

» Je n'éprouve plus de douleurs de côté, et, bien que guéri, je continue votre traitement comme préser-vatif.

» M. J. P.

» Route de Neufchâtel, à Rouen. »

« A Monsieur le docteur Servaux.

» Parmi les nombreuses guérisons de phthisie pulmonaire obtenues à Marseille et dans les environs, par le traitement du docteur Jules Boyer je dois vous signaler celle de madame V..., qui était, il y a quatre ans, complétement abandonnée par tous les médecins qui lui avaient donné des soins.

» Madame V... s'est rétablie assez rapidement; elle a eu deux enfants depuis, et sa santé ne laisse rien à désirer.

» Tous les médecins de Marseille sont à même de confirmer ce que j'avance. Pour eux comme pour moi, c'est un vrai miracle.

» Roubaud fils, C. ✠,

» Pharmacien, 11, rue de Rome, à Marseille. »

« Monsieur Servaux, pharmacien,

» Je suis heureux de vous annoncer que mon fils
va à merveille. Le bruit de sa guérison inespérée
amène chez moi un grand nombre de phthisiques
qui me prient de diriger leur traitement par la méthode du docteur Jules Boyer.

» Soullet, pharmacien,
» A Saint-Jean-d'Angély (Charente-Inférieure). »

« Monsieur,

» Veuillez je vous prie m'expédier contre remboursement un flacon *Poudre Salino calcaire*, etc.; ce traitement est véritablement merveilleux dans les cas de
bronchite et de phthisie.

» Depuis quatre ans que je me soigne avec ce traitement, je suis arrivé à une guérison presque complète d'une induration au sommet du poumon droit,
induration qui avait les plus mauvais caractères. —
Grâce à cette poudre, j'ai augmenté de quatre kilogrammes en hiver, et au lieu d'une maigreur déses-
pérante je jouis d'un embonpoint relatif qui fait ma
plus grande joie.

» Agréez, etc.

» E. L.....
» A Champel, Chemin-Vert, Genève (Suisse). »

« Monsieur le docteur Servaux,

» Vos remèdes contre la phthisie font merveille.
Notre malade commence un deuxième flacon de
Poudre Salino calcaire. Bien sûr, il sera rétabli si
le second flacon agit comme le premier, etc.

» M..L.....
» Instituteur, à Saint-Gervais. »

« Monsieur le docteur Servaux,

» J'ai reçu votre lettre, je vous remercie de la ponc-
tualité avec laquelle vous voulez bien me répondre.
Pour vous en prouver ma reconnaissance, je me ferai
un devoir de donner votre adresse à tous ceux qui
voudront bien me la demander ; il est inutile de vous
dire que ce qui me porte à agir ainsi, c'est que je suis
émerveillé de l'effet produit sur une femme par la
Poudre Salino calcaire.

» S.....
» A Mouzevil (Vendée). »

» Monsieur le docteur Servaux,

» Votre traitement m'a fait un bien incontestable ; la
respiration est devenue plus facile et les enrouements

de la gorge tendent à disparaître de plus en plus ; veuillez, je vous prie, m'adresser, etc.

» J. D.....
» A Bayeux (Calvados). »

« MONSIEUR LE DOCTEUR SERVAUX,

» Je viens d'entendre parler de votre remède qui fait, paraît-il, presque des miracles ; auriez-vous, Monsieur, la bonté de me dire ce que vous pensez de l'état d'une personne, etc.

» M. l'abbé A.....
» Chanoine honoraire. »

» MONSIEUR LE DOCTEUR SERVAUX,

» Les merveilles opérées à Cheviré et dans les environs par le traitement du docteur Jules Boyer ont eu un tel retentissement, qu'aujourd'hui je reçois une lettre d'une personne qui m'est inconnue, de Beaufort en Vallée, pour me demander de le procurer à un jeune homme de quatorze ans qui se meurt phthisique. La position, d'après le long exposé qu'on m'en fait, paraît absolument celle du jeune homme sur qui j'ai fait le premier essai du traitement. Puisse-t-il donner des résultats aussi prompts et aussi durables ! Mon malade était désespéré pour tout le monde, même pour la Faculté, il en était au point de ne plus pouvoir sortir.

» Après quinze jours de traitement il venait joyeux et alerte me remercier au presbytère, et un mois plus tard il avait une santé comme il n'en avait jamais eu, et reprenait son travail interrompu depuis plusieurs mois.

» C'est à partir de ce moment que je me suis fait un devoir de charité de faire connaître partout ce précieux médicament. Toutes les personnes (et le nombre en est grand) à qui, soit Monsieur le curé, soit moi, l'avons fait prendre, s'en sont admirablement trouvées.

» B.....

» Vicaire à Cheviré-le-Rouge, par Beaugé. »

« MONSIEUR LE DOCTEUR,

» La réussite du traitement de M. Jules Boyer, dans là personne de l'un de mes paroissiens pour lequel j'ai eu l'honneur de vous demander un double envoi, m'engage aujourd'hui à vous faire une nouvelle demande pour un jeune homme de vingt ans, etc., etc.

» M. l'abbé H.....

» Curé de Grimaucourt. »

« Monsieur,

» En novembre dernier vous avez envoyé à M. l'abbé
D..., élève au séminaire, un traitement pour un malade qui s'en est trouvé très-bien. Le traitement est
celui du docteur Jules Boyer (*Poudre Salino calcaire*, etc.),

» Ayant dans ma paroisse un jeune séminariste atteint d'une affection analogue, il désire user de ce
même traitement.

» M. A....

» Curé de C... »

« Monsieur Servaux,

» Je vous prie de me faire parvenir le plus tôt possible les remèdes pour le traitement d'un mois, en y
ajoutant une bouteille de vin stomachique.

» Satisfait du traitement que je suis depuis bientôt
un mois, je tiens à le continuer.

» M....., fils,

» Vétérinaire à Bédarieux. »

Pour terminer, je crois nécessaire d'apprendre aux
médecins réfractaires à toute innovation que MM. Barth
et Piorry, ces deux grandes illustrations médicales,
emploient mon traitement de préférence à tout
autre.

OBSERVATIONS

DONNÉES PAR DES MÉDECINS.

« MONSIEUR ET TRÈS-HONORÉ CONFRÈRE.

» La lecture de votre ouvrage, aussi parfait par la méthode scientifique et l'examen théorique du sujet que par l'application des données physiologiques et pathologiques au traitement, m'a vraiment intéressé et m'a inspiré le désir d'employer votre traitement dans ma pratique et de me joindre au nombre des praticiens qui tâchent de constater par l'observation clinique la justesse de vos propositions.

» Agréez, etc.

» Dr TUTSCHEL,

» Médecin de S. M. le roi de Bavière. »

« MONSIEUR ET TRÈS-HONORÉ CONFRÈRE,

» J'ai reçu la brochure que vous avez eu la bienveillance de m'adresser et je l'ai méditée avec une profonde attention. C'est un devoir pour moi de vous exprimer toute la joie intellectuelle qu'elle m'a cau-

sée et de vous remercier de vos généreux efforts. Je
ne connaissais assurément rien d'aussi satisfaisant
sur la phthisie pulmonaire.

» Dr HOUSSAYE,
» A Pont-Levay. »

« Voici l'état de la malade pour laquelle je viens
vous demander une consultation : A l'auscultation,
on constate l'existence d'une caverne au sommet du
poumon droit, de tubercules au poumon gauche. Cette
malade a été soignée par les premières sommités de
Bordeaux. Je conseillai l'application d'un séton au
retour des eaux, le lait de chèvre, etc...

» Aux Eaux-Bonnes, elle se trouva très-fatiguée ; il
y eut un crachement de sang. Le médecin inspecteur
la trouva très-malade et fit pressentir une terminaison
funeste.

» Il y a six semaines, j'ai été appelé à lui donner
des soins. Elle ne pouvait plus manger ; l'estomac se
refusait à toute espèce d'alimentation. Il existait une
contraction *spasmodique* du pharynx qui rendait la
déglutition très-pénible. Je ne trouvai pas la poitrine
plus malade qu'au mois de juin, et je me décidai à
tenter le traitement que vous préconisez, bien que le
confrère qui m'a prêté votre brochure m'ait déclaré
n'avoir retiré aucun bénéfice de vos idées.

» Pour me placer dans des conditions inattaquables,

j'ai demandé à la pharmacie SERVAUX les médicaments, et j'ai la satisfaction d'avoir obtenu un excellent résultat. Aujourd'hui je constate que l'état de la
poitrine est tout à fait stationnaire : que l'appétit revient. La malade reprend de l'embonpoint ; c'est sensible aux joues ; la digestion est facile ; les aliments
sont trouvés sapides ; les forces ont augmenté ; la
malade peut sortir quand le temps le permet ; elle se
sent plus forte ; il y a de la gaieté, et j'espère que
MM. les docteurs Guitrai et Bitot, et malgré M. Bouil-
laud qui a été consulté lors du congrès, la malade
vivra tout 1867.

» On est venu hier me prier d'aller voir une jeune
femme de vingt-sept ans. Je l'ai trouvée dans un état
pitoyable ; on l'a gorgée d'iodure de fer en sirops, en
pilules, etc. Elle a vomi le sang en quantité prodi-
gieuse. Six médecins l'ont vue successivement et ne
sont pas revenus après leur première visite, et toujours l'iodure de fer a été la base de leurs prescriptions. Cette malade est dans un état grave ; je vais
essayer votre traitement, je vous dirai plus tard quels
en seront les résultats.

                                       » Dʳ LOUSTAU-MARNET,
                                       » A Pessac (Gironde). »

————————

« MONSIEUR ET TRÈS-HONORÉ CONFRÈRE,

» Je m'empresse de vous adresser mes remerci-

ments bien sincères pour les flacons de votre poudre
salino-calcaire et d'eau de laurier-cerise, que vous
avez eu l'extrême obligeance de m'envoyer. Je vais
immédiatement les faire prendre à ma fille, selon
votre prescription, et j'espère que leur action tonique
et vraiment réparatrice lui fera grand bien...

» C...,
» Docteur de la Faculté de Paris. ».

«J'ai lu avec beaucoup d'intérêt votre brochure,
et je ne puis que me ranger à votre avis sous tous
les rapports; aussi j'ose prendre la liberté de vous
adresser un pauvre jeune homme dont la poitrine
est gravement malade et qui a grand besoin de vos
excellents conseils; si vous pouviez parvenir à remettre un peu sa santé déjà bien délabrée, vous feriez
une bonne œuvre en le conservant à sa famille, à laquelle il est d'une grande utilité.

» Permettez-moi donc d'espérer, très-honoré
confrère, en votre bienveillance pour lui, et daignez
agréer l'hommage de mes sentiments bien confra-
ternels.

« Dr ADET DE ROSEVILLE.
» Chatou (Seine-et-Oise). »

« Depuis plus d'un mois, i'ai soumis madame B...

à votre médication, dans laquelle j'ai beaucoup de confiance, l'ayant employée bien des fois déjà avec succès.

» Je profite de l'occasion, Monsieur et très-honoré confrère, pour vous féliciter d'avoir trouvé la poudre salino-calcaire. Vous avez rendu en cela un véritable service à l'humanité.

» Dʳ GUERTIN,
» Chinon (Indre-et-Loire). »

« A MONSIEUR LE DOCTEUR SERVAUX,

» Je vous prierai de m'expédier, le plus tôt qu'il vous sera possible, deux flacons de poudre salino-calcaire ; trois flacons de mixture noire ; deux flacons d'eau cohobée de laurier-cerise.

» Je dois vous dire que je retire de ce traitement des résultats qui dépassent toutes les espérances. J'ai une jeune fille chez laquelle l'amélioration a été en peu de temps extraordinaire. Elle était jugée condamnée, même par des confrères très-instruits. Toute sa famille a succombé à la phthisie pulmonaire.

» Dʳ DURAND,
» A Fraize (Vosges). »

« Le traitement que vous indiquez étant logique, je me propose de le faire suivre, l'année prochaine, à quelques-uns de mes malades. Je me ferai un véritable plaisir de vous instruire des résultats favorables que j'aurai pu obtenir.

« Dr E. VIDAL,
» A Hyères (Var). »

« A MONSIEUR LE DOCTEUR SERVAUX,

» Il y a deux ans que j'ai pris une première fois de la poudre salino-calcaire du docteur Jules Boyer, pour combattre une bronchite qui malheureusement dure encore. Ce traitement avait semblé me faire du bien. Mais depuis quelques jours, les douleurs thoraciques augmentent de nouveau, et je tousse davantage.

» Je viens donc vous prier de m'expédier, contre remboursement, encore deux flacons de poudre salino-calcaire.

» LE Dr BORDMANN,
» A Neuf-Brisach (Haut-Rhin). »

« A MONSIEUR LE DOCTEUR SERVAUX,

» Je viens vous prier d'être assez bon de m'envoyer de suite une boîte de 20 doses de poudre contre les sueurs.

» J'en ai déjà fait prendre à quelques malades et j'en ai obtenu un bon succès ; c'est pourquoi je vous en redemande, en vous priant de me les envoyer par la poste.

» Dr Voigt,

» A Raon-l'Étape (Vosges). »

« Dans la même année, j'ai expérimenté le traite-ment du docteur Jules Boyer, sur plusieurs malades. Parmi ces malades, je citerai la femme C... de Saint-Fargeau et la femme C... d'Auvernaux, que je consi-dérais comme perdues ; elles sont très-bien et travail-lent tous les jours, et cela depuis plus d'un an. Chez d'autres, j'ai obtenu du ralentissement dans la marche de cette maladie, et un soulagement très-marqué.

» Aujourd'hui même j'ai été appelé près d'une ma-lade que j'ai soignée il y a deux ans : je lui conseillai de l'huile de foie de morue. Cette malade m'a prié de la remettre à l'usage des poudres que j'avais employées dans sa première maladie, et dont elle s'était bien trouvée.

» Le Dr X...,

» A Ponthierry. »

« A Monsieur le docteur Servaux,

» L'heureux résultat qu'un de mes clients éprouva en juin dernier de la poudre salino-calcaire et de l'eau cohobée de laurier-cerise du docteur Jules Boyer,

m'engage à vous prier de m'envoyer encore un
flacon.

     » LE Dʳ THIÉBAUD,
      » A Conflans (Moselle). »

« J'ai dans mon service, à l'Hôtel-Dieu, beaucoup
de bronchites et de phthisie à divers degrés. Je pos-
sède votre brochure intitulée : *Guérison de la phthisie pulmonaire par la poudre salino-calcaire*, et autres médicaments dont vous êtes l'auteur. J'ai lu vos
observations; il y a intérêt pour la science comme
pour l'humanité à les essayer.

 » Je vous adresserai, si je me trouve bien de votre
traitement, un compte rendu de mes observations.

     » LE Dʳ X...,
     » Médecin de l'Hôtel-Dieu (à Poitiers). »

« MONSIEUR ET TRÈS-HONORÉ CONFRÈRE,

 » Je viens de lire votre brochure avec le plus vif
intérêt, et malgré sa clarté et l'application si facile du
traitement que vous recommandez pour combattre
cette terrible maladie, je préfère avoir votre avis sur
le malade que je vous adresse et rester simple observateur . . . .

     » Dʳ COMBAUD,
     » De Versailles. »

« Vers la fin de juin, un de mes confrères m'a fait faire connaissance avec votre brochure sur la phthisie pulmonaire. Il m'a relaté plusieurs cas dans lesquels il a fait usage de votre méthode avec succès. Il a par devers lui, l'observation d'un jeune homme de vingt-deux ans, qui était arrivé au dernier degré de marasme avec cavernes dans les poumons. Le malade avait épuisé la série des médicaments usités avant la découverte de votre méthode, et inutilement. Celle-ci l'a ramené des portes de la mort à un état de santé excellent et qui se maintient depuis deux ans.

» La lecture de votre brochure m'a inspiré une grande confiance pour votre méthode, et je n'ai pas hésité à l'employer dans un cas grave, qui me touche de très-près et qui m'intéresse au plus haut degré.

» LE Dr NÈGRE,
» A Laurens (Hérault). »

<hr />

« CHER CONFRÈRE,

» Exerçant dans ce moment à Arcachon, j'ai commencé à employer votre traitement contre la phthisie pulmonaire, et je crois être le seul médecin qui l'ordonne ici.

» J'ai une malade, mère de famille, qui est à son second flacon de poudre salino-calcaire ; elle a eu une amélioration considérable du côté des poumons. Son

état général est bon, quoiqu'elle soit d'une famille dont
presque tous les membres sont morts de la poitrine.

» J'ai encore en traitement une jeune fille de treize
ans, qui est restée un mois à Arcachon ; je l'ai soumise
à votre traitement qu'elle continue toujours. Son père
m'a écrit qu'elle allait encore beaucoup mieux depuis
qu'elle prenait le second flacon. — La toux avait disparu ainsi que la fièvre et les sueurs. Le sommeil et
l'appétit étaient excellents.

» Je pourrais vous adresser un grand nombre d'observations, mais, malheureusement, les malades ne
séjournent pas assez longtemps à Arcachon pour que
je puisse constater *de visu*, soit une amélioration
notable, soit une guérison parfaite.

» Le Dr da Cruz Teixeira,

» Cours Sainte-Anne, 94, à Arcachon. »

« Mulhouse, 24 octobre 1864.

« Très-honoré Confrère,

» De tous les traitements que nous avons employés
depuis près de dix ans contre la phthisie, aucun ne
nous a donné des résultats aussi constants que votre
poudre salino-calcaire. Nous regrettons que les exi-
gences de la pratique ne nous aient pas permis de
suivre pas à pas les améliorations qui se sont produites

chez nos malades sous l'influence de votre médication. Quoi qu'il en soit, nous allons vous faire part de deux faits dont nous avons très-bonne souvenance.

» Au mois de janvier dernier, nous fûmes appelé chez une ouvrière de fabrique, âgée de trente-deux ans, grande, sèche, en proie, depuis plusieurs jours, à des hémorrhagies pulmonaires très-intenses. Ces hémoptysies furent combattues avec succès par le perchlorure de fer, l'ergotine et la limonade sulfurique.

» L'auscultation nous révéla l'existence de plusieurs petites cavernes situées sous la clavicule gauche.

» La malade fut soumise à votre traitement avec recommandation de le suivre ponctuellement, et cela pendant plusieurs semaines. Nous avions perdu de vue la personne en question, quand vers la fin du mois de mars, elle se présenta à notre consultation. Nous fûmes étonné du changement qui s'était opéré en elle depuis notre dernière entrevue : son teint était frais, elle avait pris de l'embonpoint et ne se plaignait plus de la poitrine. Elle nous disait avoir repris son travail depuis plus d'un mois, et supportait sans le moindre dérangement les plus grandes fatigues. Disons avec regret que, ne l'ayant pas auscultée en ce moment, nous ne savions pas dans quel état se trouvait son poumon qui avait été si cruellement atteint trois mois auparavant. Les règles, supprimées

depuis fort longtemps, revenaient exactement à époque fixe.

» X..., âgé de vingt et un ans, ouvrier mécanicien,
se présente à notre consultation vers la fin du mois de
juin. Il se plaint de crachements de sang et d'oppression ; ayant perdu récemment deux sœurs à la fleur
de l'âge, il était dans une anxiété impossible à
décrire.

» Nous lui prescrivîmes votre traitement, et, au
bout d'un mois, il revint nous voir pour nous annoncer qu'il allait reprendre son travail.

» X..., lors de notre première entrevue, avait re-
fusé formellement de se faire examiner la poitrine :
« Je sais bien ce que j'ai, nous dit-il, et vous le savez
» aussi, car vous avez traité une de mes sœurs. » Nous
nous rappelâmes alors avoir été appelé auprès d'une
de ses sœurs lors de son agonie ; la pauvre enfant était
phthisique au suprême degré.

» Nous déclarons en toute sincérité avoir employé
avec succès votre traitement dans des cas désespérés,
et que si, aujourd'hui, nous ne pouvons pas produire
des observations complètes à l'appui de ce que nous
avançons, il n'en sera pas de même dans un avenir
peu éloigné.

» Notre but en vous écrivant cette lettre étant tout

à fait désintéressé, vous en ferez l'emploi que vous jugerez convenable.

» Recevez, etc.

» Dr KRAFET,
» De Mulhouse. »

« Mulhouse, 27 février 1865.

» Votre traitement me donne des résultats ines-pérés; il a eu l'approbation du plus illustre clinicien de la Faculté de Strasbourg.

» Je vous le dis en toute sincérité, j'en obtiens de magnifiques résultats. Dernièrement, j'ai fait, grâce à vous, une cure vraiment merveilleuse; si je ne craignais de faire de la réclame, je proclamerais *urbi et orbi* que j'ai opéré un miracle.

» Dr KRAFET.
» De Mulhouse. »

« MONSIEUR ET HONORÉ CONFRÈRE,

» J'ai souvent fait usage pour mes malades des ex-cellents médicaments préparés par vous d'après les formules du docteur Jules Boyer. Les succès que j'en ai obtenus me déterminent à vous en faire une nouvelle demande.

» Je vous serais très-obligé de m'adresser immédiatement ce qui est nécessaire pour le traitement d'un mois.

» Je serai très-heureux de rencontrer là, sinon un spécifique absolu, du moins un remède efficace qui rendrait les plus grands services à la population anglaise sans exception.

» Dr P. de V.....

» Brunswick Place. — Regent's Park. »

« MONSIEUR LE DOCTEUR SERVAUX,

« De retour à Paris après une absence de plusieurs années, je m'empresse de vous témoigner ainsi qu'à M. le docteur Boyer toute ma reconnaissance au sujet du rétablissement de ma femme ; vous vous rappelez que cette dernière était atteinte de phthisie pulmonaire avancée, avec crachats incessants, toux continuelle, sueurs nocturnes abondantes, amaigrissement effrayant ! Rien ne manquait comme symptômes.

» Bien que vous n'eussiez qu'un faible espoir, vous avez prescrit la Poudre Salino-calcaire et les autres médicaments prescrits par le Docteur Boyer ; ma femme, je dois le reconnaître, avait un tel désir de guérir, qu'elle a suivi le traitement avec persévérance pendant bien des mois !

» Aujourd'hui et même depuis longtemps, Mme Lecourtier est complètement rétablie ; sa santé est des

plus florissantes, et personne ne se douterait qu'elle
a été si près de la mort.

. . » Je vous autorise, Monsieur le Docteur, à publier
ma lettre, heureux que je suis de pouvoir rendre
service aux pauvres malades atteints de cette terrible
maladie que l'on nomme la phthisie pulmonaire.

» Agréez....

» A. LECOURTIER,
» 140, rue du Faubourg-St-Martin. »

« MONSIEUR LE DOCTEUR SERVAUX,

» J'ai déjà employé avec succès la Poudre Salino-
calcaire contre certaines affections chroniques de la
poitrine.

» Je désirerais faire l'essai des pilules anti-rhéiques;
voudriez-vous m'en faire adresser une boîte?

» Agréez.....

» Dr MASCAREL,
» Médecin en chef de l'hôpital de Châtellerault. »

« MONSIEUR LE DOCTEUR SERVAUX,

» J'ai l'honneur de rappeler à votre souvenir qu'au mois de mai dernier, à défaut de médecin dans le canton que j'habite, j'ai eu recours aux remèdes de M. le docteur Jules Boyer, préparés par vos soins, pour me soigner d'une bronchite chronique dont j'étais atteint depuis longtemps.

» En me confiant à votre traitement par correspondance, je vous disais dans ma première lettre que je n'espérais pas une guérison radicale, mais une réparation satisfaisante ; ma surprise a été grande à mon entière satisfaction, et je suis on ne peut mieux guéri. Mais, avant de vous annoncer cet heureux résultat, j'ai voulu en être convaincu, en attendant jusqu'à ce jour, pour m'assurer qu'il n'y aura pas de rechutes. Or, il y a trois mois que j'ai cessé votre traitement, et depuis cette époque je n'ai ressenti ni douleurs de poitrine, ni toux, ni gêne des voies respiratoires.

» Après un aussi heureux résultat pour votre science et pour moi, je ne pourrais me pardonner de ne pas en exprimer ma profonde gratitude à M. le Docteur Jules Boyer et à vous, Monsieur le Docteur Servaux, pour votre remède qui m'a rendu la santé ; et je vous donne entière liberté de faire tel usage qu'il vous plaira de cette lettre.

» Agréez....

» WATTRÉ,
» Brigadier de gendarmerie à Sornac (Corrèze). »

« Monsieur le Docteur,

» J'ai l'honneur de vous écrire cette lettre pour vous informer que depuis un an je fais usage de la Poudre Salino-calcaire, eau de laurier-cerise et mixture noire; j'en suis très-satisfaite. Étant atteinte d'une bronchite chronique, j'ai trouvé un grand soulagement dans l'emploi de ces médicaments.

» J'ai un très-bon appétit, je dors très-bien, je ne transpire point, je tousse beaucoup moins qu'auparavant, la fièvre a complètement disparu, j'ai même pris de l'embonpoint : tels sont les résultats obtenus par l'emploi de votre traitement.

» C'est avec plaisir que je verrais ma lettre insérée dans vos nouvelles éditions, et je ne crains pas de faire l'éloge de vos médicaments à toutes les personnes qui me parlent du grand changement qui s'est opéré en moi.

» Agréez.....
                    » Madame Ulysse Rouyer,
                    » 159, rue de Paris, à Angoulême. »

« Monsieur le Docteur Servaux,

» Je voudrais faire prendre vos remèdes à une personne de mes amis, abandonnée des médecins, pour une bronchite très-ancienne et très-opiniâtre. J'ai déjà fait suivre votre traitement, il y a cinq ou

six ans, à un jeune homme dont la phthisie très-
avancée faisait le désespoir de son médecin, et qui
maintenant jouit d'une santé parfaite et travaille
avec courage dans les champs.

» Agréez.....

» L....

» à St-Gervais-s/Couches, par Nolay (Côte-d'Or). »

« MONSIEUR LE DOCTEUR SERVAUX, A PARIS.

» J'ai l'honneur et la satisfaction de vous informer
de l'heureux effet de vos remèdes contre la maladie
de poitrine dont mon fils avait été atteint acciden-
tellement. Lui qui était comme un squelette, qui
ressemblait à un fantôme, n'ayant ni forces, ni
appétit, est aujourd'hui, je crois, hors de danger.

» Il mange et digère à faire envie; son teint est
revenu, l'embonpoint commence; les forces vont en
proportion; il peut faire six à huit kilomètres sans
fatigue, lui qui ne pouvait se lever de son fauteuil.
Votre traitement a donc fait merveille. Tout le monde
en est surpris, d'autant plus que son médecin l'avait
condamné et abandonné.

» Veuillez donc, Monsieur le Docteur Servaux,
recevoir pour M. Boyer et pour vous les plus vifs
remerciements de ma femme et de moi-même.

» A. M....

» Instituteur à N.. (Haute-Saône). »

AVIS

Obligé de quitter Paris pour cause de santé, j'engage les malades à bien vouloir s'adresser, pour les consultations ou les déplacements, au docteur Servan, 76, rue de Château-d'Eau.

Ce médecin, mon collaborateur dès l'origine de mes travaux, est par conséquent complètement initié à mon traitement.

Dr Jules Boyer.

TABLE DES MATIÈRES

PARIS. — IMPRIMERIE DE E. MARTINET, RUE MIGNON, 2

www.ingramcontent.com/pod-product-compliance
Lightning Source LLC
Chambersburg PA
CBHW071853200326
41519CB00016B/4362